甘肃省名老中医文库

宋贵杰

诊疗经验集锦

SONGGUIJIE ZHENLIAO JINGYAN JIJIN

【李宁 主编】

甘肃科学技术出版社

图书在版编目(CIP)数据

宋贵杰诊疗经验集锦 / 李宁主编. -- 兰州 : 甘肃科学技术出版社, 2016.8 (2021.8重印)
(甘肃省名老中医文库)
ISBN 978-7-5424-2325-2

Ⅰ.①宋… Ⅱ.①李… Ⅲ.①中医学－临床医学－经验－中国－现代 Ⅳ.①R249.7

中国版本图书馆CIP数据核字(2011)第107438号

宋贵杰诊疗经验集锦

李　宁　主编

责任编辑　史文娟　左文绚
编　　辑　于佳丽
封面设计　陈妮娜　张　睿

出　版　甘肃科学技术出版社
社　址　兰州市读者大道568号　730030
网　址　www.gskejipress.com
电　话　0931-8125103(编辑部)　0931-8773237(发行部)
京东官方旗舰店　https://mall.jd.com/index-655807.html

发　行　甘肃科学技术出版社　　印　刷　三河市华东印刷有限公司
开　本　880毫米×1230毫米 1/32　印　张　6.875　插　页　2　字　数　187千
版　次　2016年8月第1版
印　次　2021年8月第2次印刷
印　数　1001~1750
书　号　ISBN 978-7-5424-2325-2　定　价　48.00元

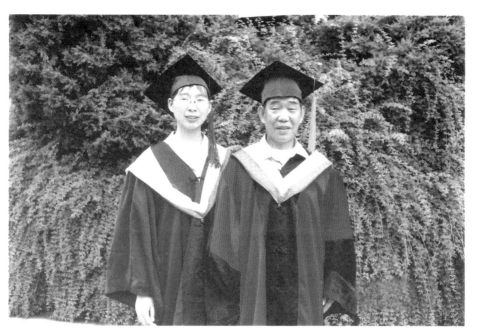

图右为宋贵杰教授,左为李宁副教授

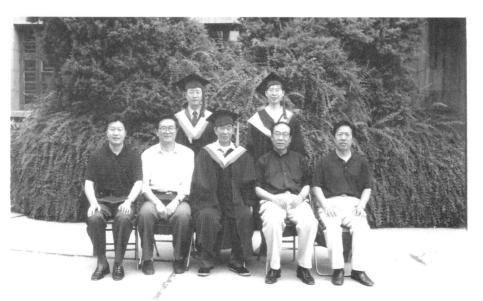

图为宋贵杰教授(中)与甘肃中医药大学原校领导及弟子合影

宋贵杰教授简介

　　宋贵杰教授,男,汉族,生于 1938 年 2 月,甘肃省清水县人。1964 年毕业于河南洛阳正骨学院。历任甘肃中医学院(现更名为甘肃中医药大学)骨伤科教研室主任、甘肃中医学院附属医院骨伤科主任;全国中医骨伤科学会委员、常务委员;《中医正骨》杂志编委、编委会副主任委员,《中国中医骨伤科杂志》《甘肃中医杂志》(现更名为西部中医药)、《甘肃中医学院学报》编委。是人事部、卫生部和国家中医药管理局确认的第三、四、五批全国老中医药专家学术经验继承工作指导老师,系中医师承硕士、博士研究生导师,已指导继承人 8 人。是中医骨伤学科奠基人与学科指导,年青时他一边工作一边利用业余时间刻苦学习, 连续 4 年被甘肃省政府评为甘肃省名中医。

　　宋老自幼聪颖好学,16 岁入伍从事卫生员工作, 接触了大量的伤员,他在诊治患者的过程中虚心向别人请教,并查阅书籍,经常废寝忘食, 练就了他勤劳朴素的作风和扎实的医学功底。自1960 年开始在河南平乐正骨学院学习,使他对中医骨伤科理论体系的认识得到了升华,为他成为一代名医奠定了坚实的基础。宋老医、教、研经验丰富,技艺精湛,医德高尚。其临床诊疗既擅手法,又善用药物,对四肢长骨骨折、内伤、颈肩腰腿痛及骨髓炎、骨质增生等骨病的治疗效果显著,享誉陇原。前来应诊者络绎不绝。他深研

敦煌医方并结合自己的临床经验研制了敦煌消肿镇痛膏、蟹墨膏、敦煌活络洗液、抗增生药丸等中药制剂。参与编写著作《创伤外科学》《中医骨伤科学》《中医正骨学》《临床骨伤科学》等著作，主编《骨折与脱位中医治疗新编》《骨折脱位与筋伤学》两部。曾多次获省级科技进步和优秀教学成果奖。其中《骨折与脱位中医治疗新编》1995年获甘肃省教委优秀教材奖，第一届甘肃省皇甫谧金奖。"敦煌消肿镇痛膏"的临床开发应用研究，获1997—1998年度甘肃省科技进步三等奖。

　　宋老一生勤学博采，虚怀若谷，两袖清风，为后人所敬仰！如今恩师虽已驾鹤西归，但其精神永垂不朽！

序

　　宋贵杰教授是享誉陇原的骨伤科专家，是甘肃省骨伤科的奠基人之一，也是陇中正骨学术流派的第二代主要代表人物。宋老一生艰苦朴素，吃苦耐劳，严谨求实，精益求精。为甘肃省中医骨伤科事业的发展做出了巨大的贡献。如今，宋老已离我们而去，但他对中医骨伤科事业孜孜不倦的追求精神永远激励着弟子们奋勇前行！

　　李宁副教授就是宋老众多弟子中的一员，作为宋贵杰教授的研究生及师带徒弟子，一直跟随教授门诊诊治疾病，得到了宋老的亲临指导。自1999年至2002年师从宋贵杰教授。于2002年硕士毕业后，一直跟随宋老从事中医骨伤科的教学、医疗和科研工作至今，期间又响应国家中医药管理局中医师承的号召，有幸于2012年成为了国家中医药管理局第五批中医师承工作宋老的继承人，跟师3年，系统学习、整理和总结了宋老的中医学术思想与临床经验。如今宋老已驾鹤西归，今特编著《宋贵杰诊疗经验集锦》一书，以告慰宋老的英灵。该书系统总结了宋老的临证经验、学术思想、用药特点、手法心得及操作技巧，是一本全面反映宋贵杰教授学术

序

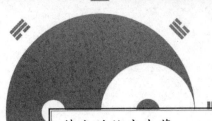

特点的临床专著。

一分耕耘，一分收获。手捧此书，如同跟随宋老诊病。活跃的学术思想，闪烁着智慧的火花；真实的验案，架起了思想与现实的桥梁。阅览之余，深感李宁副教授跟师临诊学习之用心，感受之真切。此书反映了宋教授诊治中医骨伤科疾病的特点和水平。对于广大医务人员来说是一本良好的参考书，同时也是广大患者的良师益友。

是为序。

甘肃省中医院院长　李盛华

2016 年 5 月 5 日

前　言

　　我自 1999 年从河南郑州来到甘肃兰州以后，就跟随宋贵杰教授从事中医骨伤科的教学、医疗和科研工作。宋教授在陇原大地家喻户晓，是甘肃省骨伤科的奠基人之一，也是陇中正骨学术流派的第二代主要代表人物。作为他的学生，我对宋老既崇敬又感恩，他的吃苦耐劳的奋斗精神，孜孜不倦的追求精神，精湛绝伦的技艺，独具特色的用药特点，艰苦朴素的生活态度均给我留下了深刻的影响。回顾他的一身，是辉煌的一生，也是奋斗的一生，更是值得我们晚辈们学习的一生。如今，宋老已离我们而去，特写此书以告慰他的英灵。

　　1. 吃苦耐劳的奋斗精神

　　初次见到老师，感觉就像见到家人。他的衣着打扮分明是天水的风格。听他早期的同事给我讲，宋老作为天水清水农民的孩子，刚到甘肃时是一名工人，当听到有到河南平乐正骨学院学习的机会后，宋老觉得这是千载难逢的机会并抓住这次机会，克服困难到洛阳深造。在学习期间，宋老刻苦认真，分秒必争，以优异的成绩毕业于平乐正骨学院。后到甘肃省中医院工作期间，利用一切时间实践自己的所学，并在同事中脱颖而出。1991 年，宋老领着他的弟子筹建甘肃中医学院附属医院骨科，他和同事们亲自搬运病床，依靠吃苦耐劳的精神，顽强的意志，为甘肃中医学院中医骨伤科的发展，也为中医学院附属医院的发展奠定了良好的基础。可以说正是这种吃苦耐劳的精神让他从一名农民的孩子，从一名普通的工人发展成为甘肃省中医骨伤科的大家，为甘肃省中医骨伤科事业的发展做出了巨大的贡献。

2. 孜孜不倦的追求精神

宋老对学术的严谨精神，对学术孜孜不倦的追求精神，深深值得我们学习。记得几次宋老跟我侃侃而谈他是如何解决消定膏的透皮问题。消定膏最初透皮性差，他为了提高药物的透皮性，选择不同的辅料进行比较，甚至将尿素加到消定膏中希望增加透皮性。他给我讲如何在非常艰苦的环境下开展科研工作。在他刚开始工作的时候，科研很少受人关注，但他在极其艰苦的环境下，克服困难，用简陋的科研环境对羊进行骨折愈合的研究，从而为临床提供了很好的指导。每次听他讲这些，他痴迷的眼神，自豪的表情，幸福的微笑都给我留下了深刻的影响，这是一种付出后得到收获的喜悦心情和成功的陶醉之情。宋老还曾对我讲他如何学习阅片的过程，记得在他们开始进行骨折治疗的时候，放射学主要掌握在西医骨科医生的手里，中医正骨医生对X线片的认识仍然比较局限，宋老为提升自身的能力，弥补不足，他不但通过阅读的方式学习影像学知识，而且经常对疑难病例亲自到兰大二院找冯守成教授学习，正是通过这些不断的学习与努力，才能使他对骨折进行正确的阅片，并通过阅片在头脑中形成立体的图像，并按照损伤的机理，发挥自身正骨手法的优势并在同行中脱颖而出。正是这种精神让他在省内脱颖而出，成为甘肃省同仁称道，百姓认可，患者放心的中医骨伤科名家。

3. 精湛绝伦的技艺

宋老突出的技艺是手法与中药。其正骨手法立竿见影，手到病除。谈笑间，折骨已拢，筋位已正。复位后患者疼痛立减，经拍片复查解剖对位。每每令我折服。到现在我还记得宋老那自信、胸有成竹的神情，也明白了什么叫"法使骤然人不觉，患者知痛骨已拢"。无数个这样活生生的例子激励我勇敢前行。

4. 独具特色的用药特点

除了精湛的技艺，让我体会较深的还有宋老独具特色的用药特点。宋老对于膝关节肿胀或者外伤导致局部皮肤肿胀，甚至溃烂流脓，喜欢用萆薢。记得在治疗舟曲泥石流患者时，他当时开的处方与一般不同。其中很少用清热解毒的药物，反而重用萆薢，当时我问他为何独用萆薢，记得他告诉我萆薢能除湿祛浊，对于感染后组织肿胀，渗出较多，局部溃烂的患者往往有意想不到的效果。他还告诉我不仅对于骨与软组织感染，对于关节肿胀的患者，也能收到很好的效果，这对我的启发很大，也是为什么我治疗很多关节肿胀的患者喜欢用萆薢的原因。另外宋老对敦煌医学情有独钟，以敦煌医学绢子中《亡名氏脉经第二种》（原件现藏于法国巴黎国立图书馆，编号为 p.3287）所载"摩风膏方"为主方，又根据中医辨证论治的理论，结合自身临床经验，运用现代中药制剂方法研制出"敦煌消定膏""敦煌消痹痛贴""活络洗液"等制剂，取得了良好的临床疗效。正是宋老在这方面的启发，甘肃省在骨伤科院内制剂的研发方面走在了全国的前列，目前甘肃中医药大学及附属医院院内制剂有很多种。这些都多少受到宋老的启发，因此宋老在骨伤科药物的发展上做出了较大的贡献。

5. 艰苦朴素的生活态度

宋老作为天水清水人，生活上要求很低，他几乎从不参加任何饭局与酒局。浆水杂粮面是他最大的爱好。也许正是这种简单的生活方式，才能使他静下心来专心研究专业，从而在甘肃中医骨伤事业上做出了辉煌的贡献。

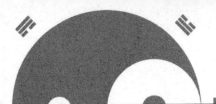

　　总之，宋老的一生是辉煌的一生，是值得学习的一生，也是值得敬佩的一生。他的吃苦耐劳的奋斗精神，孜孜不倦的追求精神，精湛绝伦的技艺，独具特色的用药特点，艰苦朴素的生活态度只是其中的星星点点。他在骨伤科所取得的荣誉，获得的成就都是奇迹，作为同时代的代表人物，他永远是我们学习的榜样，也激励我们不断奋进。我们将以他为榜样，不断努力，继承创新，发扬陇中正骨事业！

　　在我多年的教学、科研和临床工作中，时刻不忘恩师的指点，今经与老师的爱子宋鹏程副主任医师协商后，我整理了老师的临床经验与学术思想，并且得到了甘肃中医药大学中医临床学院宋敏院长、甘肃中医药大学附属医院张晓刚院长、甘肃省中医院李盛华院长等领导的大力支持，也得到了宋鹏程副主任医师、徐克武主任医师及甘肃中医药大学姜劲挺教授的亲临指导，以及吴建民副主任医师、曹林忠副教授和强胜林主治医师等的协助，在此一并表示感谢！

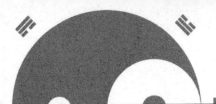
宋贵杰诊疗经验集锦

宋贵杰教授
诊疗骨伤科疾病思路概述

　　宋老的学术思想、诊治经验主要表现在以下几个方面：动静结合重在动、筋骨并重重在筋（固定与手法技巧）、内外兼治（内损外伤兼顾、辨病辨证、气血、肝脾肾养调）、医患合作（调摄、练功）、局部与整体兼顾、手法与中药、主动与被动练功、筋骨并重、手法与三期辨证结合、痰瘀兼顾、痿痹同治、整体观念（注重调补气血、肝脾肾）、辨证论治、整体调治。

　　宋贵杰教授强调整体观念、辨证论治，强调人体自身是一个有机的整体及人与自然环境的和谐统一；突出辨证论治，恰当用药，注重辨病与辨证相结合、三期辨证和按部位辨证；动静结合、防治调并重，重视调摄、练功及调理肝肾气血，兼顾痰瘀；手法与内外用药相结合及医患互动，耐心疏导。

一、整体观念、辨证论治

　　（一）注重整体调治，强调人体自身是一个有机的整体及人与自然环境的和谐统一

1. 人体自身是一个有机的整体

　　中医学认为，人体是由皮肉筋骨、气血津液、精髓、脏腑经络构成的一个有机整体。它们之间并不是孤立存在的，而是以五脏为中心配以六腑，通过经络的联系，把六腑、五体、四肢百骸

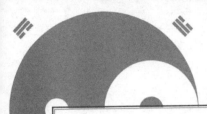

紧密地联系在一起，构成了一个表里相连、上下沟通、密切联系、互相制约、相互为用的统一整体，精、气、血、津液作为物质基础，共同完成人体的生理机能。一旦发病它们又相互影响。故如果内脏有病就会反映到机体外表，可通过观察外部症状和体征的变化以推断体内的病变，所以中医有"有诸内必形于外"之说；反之，当机体遭受外部损伤时，就会破坏体内的气血津液及脏腑经络，而出现内伤的情况。正如《正体类要·序》中所说："肢体损于外，则气血伤于内，荣卫有所不贯，脏腑由之不和"。这充分说明了外伤和内损，局部与整体的关系。

导师宋贵杰教授认为，我们在认识和治疗疾病时也应遵循这些观念，宋老认为："牵一发而动全身"，局部的病变会引起五脏六腑、气血经络等的病变；所以要重视气血及肝脾肾的调养。恩师在临证的过程中，博采众方，遵《素问·调经论》"人之所有者，血与气耳""血气不和，百病乃变化而生"之说，认为中医骨伤科疾病的发生与"气血"关系密切。气是维持人体正常生命活动的物质基础，它运行周身，具有温煦、推动、固涩等作用。血是循行于脉中的富有营养的液态物质，也是构成人体和维持人体生命活动的基本物质之一。气为血之帅，血为气之母。对于骨伤科疾病，要注意气滞、气闭、气虚、气脱以及血瘀、血热、血虚等的不同而治。如在治疗伤损时，宋老常用四物汤加人参、黄芪、柴胡以益气活血。宋老师在治疗伤病时也强调肝脾肾兼养，是与脏腑辨证的协调统一。他指出："肾主骨，肝主筋，脾主肉"，骨科损伤，即是骨骼、筋膜、肌肉、韧带等损伤，而这些组织的营养来源与肝脾肾关系密切。机体生命活动的持续和气血津液的变化。都有赖于脾胃运化的水谷精液，而称脾胃为气血生化之源——"后天之本"。全身的肌肉都需要水谷精液微来营养，才能使肌肉发达丰满而健壮，否则肌肉瘦削，软弱无力，甚至萎弱不用，正如《素问集注·五脏生成篇》所说："脾主运化水谷之精以生养肌肉，故主肉。"肾中精气是机体生命活动之本，"肾主骨，生髓"，具有促进机体生长发育功能。骨的生长发育，有赖于骨髓的充盈及其所提供的营养。"腰为肾之府"，肾气不足则出现腰膝酸软而痛，耳鸣耳聋。如宋老运用中药增骨丸治疗绝经后骨质疏松症，应用淫羊藿、金毛狗脊、骨碎补以温肾壮阳；黄芪、木香以理气健脾；鸡血藤、桃仁、丹参以活血化瘀；而肝的生理特点是调畅气机，推动气血和津液运行的重要环节，肝疏泄功能正常，则气机调畅，气血和调，经络通利，脏腑、器官等活动也就正常，否则气滞血瘀，互为因果，聚结难消。《素问·痿论》曰："肝主身之筋膜"，筋膜附着于骨而聚于关节，是联结关节、肌肉的一种组织，筋膜依赖于肝血的滋养，肝阴血不足，筋失所养，则出现手足振颤、肢体麻木、屈伸不利，甚则弛纵等症。如临床上一些颈部僵硬不适的颈椎病患者，大都配合养血柔肝之白芍、当归，收效良好。恶血必归于肝，临床上胸胁部损伤的患者常用复元活血汤加减，其中就有柴胡，其苦平，气质轻清，为肝经要药，能疏解瘀滞、化瘀散结。

2. 人与自然环境的和谐统一

宋老认为人与自然界也是一个有机的整体。一方面自然界为人类的生存提供了必要的条件，另一方面自然界也给人类带来了致病因素，人体与自然界的平衡一旦被打破，人体就会产生疾病。人不仅是一个生物的人，更是一个社会的人。自然和社会环境的种种变化必然要影响到人的生理、心理变化。心理与生理的关系即为心身关系，而心身关系的本质是"形神合一"，所以，中医治疗疾病时要充分考虑自然界因素，因人、因时、因地而宜，而不能千篇一律。如相同的腰肌劳损疾患，对年老体弱者手法宜轻柔和缓，用药以补益肝肾为主；对身强力壮的年轻患者，手法可适当加大力度，用药以活血化瘀为主；季节不同，用药亦有区别。如对关节疼痛患者，春季多用祛风养血的防风、秦艽、

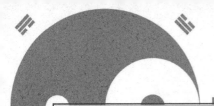

川芎、白芍、当归；冬季多用补气活血通络之黄芪、当归、红花等药。对于久坐伏案工作和缺乏体育锻炼引起的颈椎病患者，应加强活动锻炼；对于因生活中遇到不顺心的事情而心情郁闷，加之由于受到反复发作的疼痛、头晕、麻木或行走困难等所折磨的颈椎病患者，须重视患者心理因素的调节，重视言语疏导，配以疏肝理气，给予枳壳、郁金、佛手、香附、川楝子等药，使气机顺畅，则病情缓解。

《内经》曰："恬淡虚无，真气从之，精神内守，病安从来"，"精神不进，意志不治，病乃不愈。" 首次将"精神心理调治"思想引入疾病的防治当中。心理因素，尤其是情绪状态、精神面貌，与骨伤科疾病的关系亦十分密切。消极心理状态直接或间接影响生理活动状态，造成颈部功能结构的异常，引起平衡失调，从而导致疾病的发生。比如颈椎病患病之后，形体不适，妨碍日常生活起居，不可避免地出现情绪波动，烦躁不安，进一步加剧心理不平衡，从而陷入"心理—生理—病理"严重失衡的恶性循环中，导致病情发展，并影响到颈椎病的治疗与康复。所以，恩师主张在治疗颈椎病时，既要针对性治疗患者的病痛，又要重视患者心理的治疗，心身同调，才能达到人与自然的和谐统一，从而收到功效。

(二) 突出辨证论治，恰当用药

辨证论治，是中医学理论的核心，所谓辨证，就是将望、闻、问、切四诊所收集到的有关疾病的各种资料(症状、体征、临床检查结果)进行综合、分析和归纳，找出疾病的病因、病位、病性、机体和疾病斗争的情况以对疾病作出诊断。所谓论治，就是根据疾病的正确诊断以确定相应的治疗原则及方法，以遣方用药。

宋老集数十年的临床经验和研究成果，形成了其独特的临床学术思想。他提出辨病与辨证相结合、分期辨证、按部位辨证及防、治、调相结合的四个观点。

1. 辨病结合辨证

辨病与辨证，都是认识疾病的过程。辨病即是对疾病的辨析，以确定疾病的诊断为目的，从而为治疗提供依据；辨证是对证候的辨析，以确定证候的原因、性质和病位为目的，从而根据证来确立治法，据法处方以治疗疾病。辨病与辨证都是以病人的临床表现为依据，区别在于一为确诊疾病，一为确立证候。要辨清证，首先得辨明是什么病。寓辨证于辨病之中，临床应诊时，他既有明确的病名诊断，又有完整的辨证施治。如颈椎病，分为气血瘀滞、痰瘀阻络、肝肾亏虚等类型。又如骨质疏松症，是老年人的常见病和多发病。临床根据其发病原因及症状、体征又分为四种证型，即肾阳亏虚型、肝肾阴虚型、脾肾阳虚型和气滞血瘀型。治疗根据该病不同的证型进行辨证论治。

我随恩师所进行的膝关节炎之基础研究对"辨证调治"也具有重要的指导意义，实验证实了关节软骨中基质金属蛋白酶、炎症介质等释放的多少与膝关节病变的病人临床症状的轻重成正比。对于此类患者，常选用四妙汤加减治疗效果显著。实验亦证明了黄柏、苍术、牛膝、薏苡仁等有抑制基质金属蛋白酶、炎症介质的释放，促进关节的炎症消退。

2. 分期辨证

宝剑锋从磨砺出，梅花香自苦寒来。宋老吃苦耐劳的奋斗精神和对骨伤科学孜孜不倦的追求精神，练就了他独具特色的用药特点。宋老除了对颈肩腰腿痛及骨髓炎等筋伤和骨病进行辨证分型治疗外，对损伤，尤其是骨折的治疗主张三期辨证。临床根据损伤的发展过程，一般分为初、中、后三期[1]。损伤初期，一般在伤后 1~2 周，局部气滞血瘀，为肿为痛，宋老在治疗时尤注重"筋骨"并重，他认为在骨折的同时必然伤及筋脉，损伤致气血

宋贵杰教授诊疗脾胃病思路概述

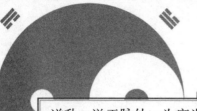

逆乱，溢于脉外，为瘀为肿，治宜活血行气消瘀。

处方：桃仁 15g，红花 10g，归尾 15g，赤芍 15g，苏木 12g，无名异 12g，连翘 15g，土茯苓 20g，青皮 10g，陈皮 10g，木香 9g，元胡 9g，穿山甲 6g，三七粉 3g(冲)，甘草 6g。临床可根据患者的体质及病情随证加减。若腑气不通，便秘者，加重桃仁用量至 20g，再加大承气汤：大黄 9g(后下)，枳实 9g，厚朴 9g，芒硝 6g(冲)；若瘀血化热，热毒内蕴者，加五味消毒饮：蒲公英 15g，地丁 12g，二花 15g，野菊花 15g，紫背天葵 10g。损伤中期，肿痛减轻，但瘀血未尽，筋骨未愈，久卧耗气，不可再用攻下之法，故治宜调和气血、接骨续筋。

处方：炙黄芪 30g，归尾 15g，煅自然铜 12g，骨碎补 12g，补骨脂 12g，川断 12g，元胡 9g，郁金 9g，丹参 12g，土元 6g，无名异 10g。若局部肿痛明显者，加乳香 9g，没药 9g；损伤后期，虽瘀血已去，筋骨已接，但正气已衰，脏腑气血功能不足，故应根据虚损的情况给予补益气血、肝脾肾，方药组成：当归 12g，黄芪 20g，鸡血藤 12g，白芍 12g，熟地 15g，山药 12g，杜仲 15g，续断 12g，肉苁蓉 12g，骨碎补 12g，山萸肉 12g，白术 10g，牛膝 10g。脾胃气虚甚者，加重白术用量至 15g，再加云苓 15g；肝肾虚甚者，加重牛膝、山萸肉用量至 15g，再加鹿角胶 15g（烊化），龟板胶 15g（烊化）。宋老除了注重调摄人体气血经络脏腑功能之外，还注重调节人的生活质量，如情志、二便、睡眠等。对骨折患者长期卧床，心情郁闷者，加枳壳、川楝子、柴胡以宽胸理气；对久卧伴有便溏患者，加党参、白术、石榴皮、诃子肉等；对损伤伴失眠患者，宋老则根据心、肝、脾虚的不同进行调节。若惊恐伤肾者，加女贞子、旱莲草；对于思虑过度者，容易伤脾，配合归脾丸加减；对于生气伤肝者，加郁金、桑葚；对于心肾不交者，常用酸枣仁和夜交藤有养血安神、交通心肾；尽收改善睡眠之功。

3. 按部位辨证

宋老临证时重视根据损伤的不同部位，在主方的基础上加用引经药，使药力直接作用于损伤的部位。头面部损伤加川芎、白芷、菊花、藁本；上肢损伤加羌活、桑枝、桂枝；颈部加葛根；肩背部加姜黄、防风；胸部加郁金、木香、柴胡；胁肋部加青皮、香附、延胡索；腹部加枳壳、厚朴、小茴香；腰部加杜仲、续断；下肢加木瓜、牛膝、防己；引药达皮加蝉蜕。

二、动静结合、防治调并重

（一）动静结合

"动静结合"是中医骨伤科治疗疾病的重要指导原则，早在唐代蔺道人所著的《仙授理伤续断秘方》中就有记载，书曰："凡曲转，如手腕脚凹手指之类，要转动，用药贴，将绢片包之，后时时运动，盖曲则得伸，得伸则不得曲，或屈或伸，时时为之方可"。曲转、转动、屈伸体现了"动"，将绢片包之体现了固定之"静"。宋老在几十年的临床实践中，一直主张"固定和功能锻炼相结合"的观点。宋老认为，所谓静，就是在治疗骨伤科疾病的时候，不论骨折、脱位、还是伤筋都需要有效的固定，而动则是功能锻炼。临床应根据疾病和病情的不同，采取不同的固定方式和练功方法。对于骨折、脱位，可采用小夹板固定、石膏固定、牵引固定、外固定支架和内固定等；对于软组织损伤，可用绷带、石膏等固定。同时，应在保证固定效果的前提下尽量缩小固定范围，以最大限度的解放肢体，以有利于肢体功能活动；而且固定的时间也要适当，不能长也不能短，临床应根据每个病症的具体愈合情况定来定。如桡骨远端骨折，经夹板固定后 4 周，如 X 片显示骨折端已经有骨痂生长，但还未坚实，骨折尚未愈

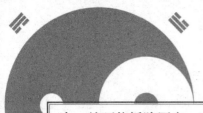

合，就不能拆除固定，否则会影响骨折的愈合，且有可能发生再移位。如骨折已愈合，就应及时地解除外固定，让肢体充分地进行功能锻炼，使肢体功能能够早日康复，如果未及时解除外固定，则影响肢体功能锻炼，不利于促进肢体的血液循环、骨折断端产生生理应力及组织修复及肢体功能恢复，严重的情况下会加重损伤肢体组织的挛缩，增加肢体功能恢复的困难。为此，宋老师自创了一套练功操，如颈部养生功、肩周炎练功操、腰背肌功能锻炼法、股四头肌收缩锻炼法等。通过这些方法实施加速了机体气血畅通，从而使筋骨得以气血濡养，从而促进其愈合和功能恢复。但功能锻炼应在医生的指导下进行，以防止因锻炼不当产生新的损伤。如骨折患者，锻炼不当有发生骨折再移位的可能，因此，在治疗的过程中，功能锻炼力量不能过大，也不能太小。往往患者由于担心损伤复发或加重，或者因练功活动时产生疼痛，普遍存在患者不愿活动或活动量不够的情况，在这种情况下，医生就要使患者相信，正确的功能锻炼不会造成新的损伤。"动"与"静"是对立统一的，互补互用，相对平衡。在骨折手法复位、固定与功能锻炼等多方面，只有结合具体情况，强调个体差异，充分体现"动静结合"尤其注重"动"的思想，把动与静进行有机结合，才能掌握中医骨伤科学的精髓。

（二）防治调并重

1. 重视调摄与练功

对于骨伤科疾病的治疗，宋老主张预防、治疗、和调养结合的理念。比如膝关节骨性关节炎，宋老素来秉持的思想是防治调结合的理念，一般临床医师诊治膝骨关节病往往在急性期给予非甾体类消炎镇痛药控制症状以及口服保护软骨的药物，而没有进一步的治疗方案，更多的是建议患者减少活动，等待日后关节严重退变时接受人工关节置换，这些都是消极的对症治疗，真正有效的治疗方法，就是在首次发病经过积极治疗后，症状体征消除后，要加强身体康复的调护，防止复发。首先需在日常生活中，注意调理饮食，把握食量，忌偏食、贪食、暴饮暴食，戒烟限酒，勿因贪食生冷油腻；按时作息，加强体育锻炼，增强体质。如膝关节骨性关节炎患者肥胖者，应控制饮食，减轻体重；普及膝关节卫生保健方面的知识，促使民众能做到自我保护，防病于未然。其次要通过运动来养生保健，常习太极拳、太极剑、慢跑、散步等，调养形体；通过书法、绘画、音乐、读书等文化熏陶，清心养性，颐神养心，促进身心健康。在秋冬寒冷季节更替之时，应该加强自身防护，佩戴护膝或加厚衣物，避免风寒湿邪侵入而致病。

2. 调理肝肾气血，兼顾痰瘀

宋老认为肝肾气血失调是一些骨伤科疾病，尤其是痹病（如类风湿关节炎、强直性脊柱炎、颈肩腰腿痛等）发生的根本原因。当人体肝肾亏虚，气血不足之时，则抗邪无力，再感受风寒湿热之邪，内外相合，病证乃成。中医认为，"肝主筋、肾主骨"，"气为血之帅、血为气之母"，肝肾气血与骨伤科疾病的关系极为密切。周凌云[2]认为："人在中年以后，正气渐衰，肾元亏虚，肝血不足"，既不能充养骨髓，又不能约束诸骨，故易发病。通过长期的临床实践，恩师提出了治疗痹病应"补养肝肾气血，兼顾痰瘀"的治疗原则。尤其在膝痹的防治上，恩师见解颇深。恩师认为，随着年龄的增长，肝肾渐亏，软骨及韧带、滑膜的耐受性降低，加之人体日常跑、跳或者持久行走，应力集中在膝关节，使关节面受到过度磨损，关节腔内容物相互摩擦，出现充血、渗出，从而发生炎性改变。据统计60岁以上的人几乎都或多或少地长骨刺，其中约有20%的人，当膝关节受凉、扭伤、疲劳后，使之局部发生充血、渗出、水肿无菌性炎症改变，而发生膝关节疼痛[3]。其中医的病因乃为："气血肝肾亏虚，肾不主

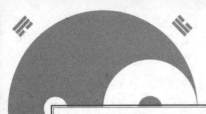

骨，肝不养筋，气为血之帅，血为气之母，肝肾气血不足，筋骨失养，稍有不慎，筋骨磨损严重，导致骨与关节出现退变。加之风寒湿三气侵袭而为膝痹病"，但正气亏虚是发病本，故注重固护卫表，强调补养肝肾。古人对此早有许多论述，正如《灵枢·营卫》中曰："老者之气血衰，其肌肉枯，气到涩"。"诸痹…良由营气先虚，腠理不密，风寒湿乘虚内袭，正气为邪所阻，不能宣行，因而留滞，久而成痹"。

肝藏血、主疏泄，调理气血、主筋与痹病的关系

肝藏血，具有储藏血液，调节血量和防止出血等功能。肝主疏泄，具有疏通、畅达全身气机，进而促进精血津液的运行输布、脾胃之气的升降等作用。肝在体合筋。筋的功能依赖于肝精肝血的濡养。肝精肝血充足，筋得其养，才能运动灵活而有力，并能较快地解除疲劳；如果肝精肝血亏虚，筋脉得不到很好的濡养，则筋失其韧。肝脏功能失常，引起人体全身气血的功能失常，使其主筋的功能障碍，导致痹证的发生。李梃《医学入门》说，"周身擎痛麻者，谓之周痹，乃肝气不行也"。如临床上出现的肝郁气闭证，表现关节肌肉疼痛，甚者侧夜不眠，常伴心烦、易怒。

肝藏血，恶血归肝

肝藏血的功能主要表现在其能储藏血液和调节血量。肝血充盈才能养筋，筋得其所养，才能运动有力而灵活。如肝藏血不足，或不能正常调节血量，势必影响人体的全身血液供应。如果肝藏血不足，不能养筋，则出现关节肌肉疼痛，屈伸不利，肌肤麻木，发为痹证。比如膝关节赖于血的濡养功能，如果肝肝藏血不足，则出现膝关节筋脉拘急，疼痛，屈伸不利等症状。颈部有赖于血的濡养的组织、器官、经脉等，必然会产生一系列病理变化，从而导致颈椎的退变与老化，最终出现筋脉拘急，肢体麻木，屈伸不利。故在痹证的治疗中要重视养血活血，以舒筋

宋贵杰诊疗经验集锦

利节。

肝主疏泄，调理气血

肝有通畅条达气机，如肝的疏泄功能正常，则气血和津液输布代谢正常。反之，则容易发生气血瘀滞。《血证论》说："肝属木，木气调达，不致遏瘀，则血脉得通"。反之，则出现肌肉疼痛。腰部是人体活动的枢纽，腰扭伤后，肝失疏泄引起的气血津液运行障碍易导致局部经脉气血紊乱，阴阳平衡失调，从而引起胁肋部的疼痛；肝属木，脾属土，若木旺乘土而影响脾胃功能的正常运行，水液运行失调，局部经脉失于濡养而形成急性腰扭伤。恩师在急性腰扭伤的治疗中十分重视疏理肝气，认为初期以气滞为主者，应理气疏肝，配合活血舒筋；后期在调补肾的同时，也不忘疏导，使肝气调达。常应用柴胡、川楝子、枳壳等。

肝主筋

肝在体合筋。筋的功能依赖于肝精肝血的濡养。肝精肝血充足，筋得其养，才能运动灵活而有力，并能较快地解除疲劳；如果肝精肝血亏虚，筋脉得不到很好的濡养，则筋失其韧。脾胃所运化的水谷精微物质，通过肝脏的疏泄条达，营养于全身及经脉。《素问·经脉别论》云："食气入胃，散精于肝，淫气于筋。"由于筋在维持颈椎的稳定中起着关键的作用，是动静力性平衡的主要功能单位，其损伤和蜕变是颈椎病发生的主要原因。临床中，有不少颈椎病患者均有筋脉拘急疼痛，颈部肌肉僵硬等症。因此恩师临床中遇到此类患者，大都采用养肝柔肝之法。如对颈部牵掣作僵的患者，在用药中加入白芍、当归等养血柔肝之品，每每收到良好的效果。

肝开窍于目

肝气通于目，目之所以有视物功能，依赖肝精肝血之濡养和肝气之疏泄。肝与目通过肝经相联系。肝气和调"则目能辨五

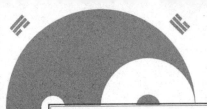

色”，故称“肝开窍于目”，颈椎病患者中有许多有目涩眼花、视物模糊、复视、眼睑沉重下垂等症状。恩师对于此类患者常采用菊花、钩藤、枸杞、石决明等清肝明目之药，症状可明显缓解。

肾主骨、生髓、主水与痹病的关系

中医认为，肾为“先天之本”，肾主骨，主生髓。肾藏精，精生髓，髓养骨，所以骨的生长、发育、修复，均须依赖肾精所提供的营养和推动。因此，肾病，失其精养，骨即病。另一方面，骨的病变也累及到肾，以致肾精减弱或调节紊乱而出现肾脏病变。《素问·解精微论》言，“髓者，骨之充也，髓能使骨骼强壮、生长，生髓不足，则不利于骨骼的生长、发育、修复。筋骨有赖于肾中精气的营养和推动，肾气盛，精髓充足，则骨骼发育正常而强健有力。肾脏有病，肾精亏损，精失去控摄和调节，则骨髓生长乏源，骨失所养。肾分阴阳，肾阴有滋养脏腑的作用，为人体阴液的根本。肾阳有温养脏腑、推动脏腑生理活动，促进生殖发育等作用，为人体阳气的根本。两者相互依存，以维持人体的生理功能和生命活动。因此，无论是肾阴或肾阳的不足，均会导致脏腑失养，颈部经脉失于温煦或滋养，颈部组织器官因缺乏营养，导致颈椎间盘退变，老化。此外肝脾之所以能正常的发挥作用，与肾阳的温煦推动密切相关，肾阳不足可影响肝脾等正常功能的发挥，从而使肝主筋、脾主肌肉的功能不足，颈部退变加速，最终出现颈椎病。宋老治疗颈椎病常常根据辨证的结果，或补肾阳或益肾阴或阴阳双补，使肾精充足，阴阳平衡，达到脏腑功能正常。补肾阳常采用补骨脂、肉苁蓉、淫羊藿、巴戟天等，补肾阴常采用枸杞子、何首乌、熟地、山萸肉、五味子等，或合而用之，阴阳双补，使肾有所藏。

肝肾同源，肝藏血，肾藏精，精生血，血养精，肾精不足，则不能养血，则肝血功能受到影响。由于肝主筋，肾主骨，因此也可以认为筋骨同源，骨失所养，日久则累及于筋，导致筋的病变，从而出现骨关节疾病。骨失髓养，则导致骨质疏松，骨赘形成，压迫神经、血管、脊髓等组织，形成膝关节炎、腰椎骨质增生、颈椎病等。故宋老常用鹿角胶、龟板胶、阿胶、鳖甲等血肉有情之品以填精补髓。

肾主水，是指肾气具有主司和调节水液代谢的功能。肾气及肾阴肾阳对水液代谢过程中各脏腑之气的功能，尤其是脾肺之气的运化和输布水液的功能，具有促进和调节作用。津液是生养骨髓，滋润骨骼的，而液对骨髓、骨骼的生养，需通过肾的作用。肾主水液的调节，人体吸收的水液，经肾的气化作用后，才能变精微部分为津液以滋养骨髓及布输全身。如果肾失去对水液的调节功能，津液不化则骨髓失去液的滋养生长，骨骼就发生病变。肾的气化功能失司，可导致人体的水液代谢功能紊乱，进而影响脾的运化水湿功能，造成脾肾两亏，痰湿内生，阻滞经络，留滞于关节筋骨,久凝聚为痰,痰湿留滞于筋骨关节，导致关节肿胀变形。对膝关节肿胀的患者，常兼以利湿消肿之剂如萆□、薏苡仁治疗。

调和气血

宋老 20 世纪 60 年代曾拜河南平乐正骨医院郭氏家族儿媳高云峰教授为师，系统地学习了中医骨伤科理论和郭氏伤科经验，传承郭氏伤科学术精髓。在弘扬郭氏伤科特色和优势过程中，博古通今，在认识到肾为先天之本，脾为后天之本，气血生化之源，肝为藏血之脏，肝肾同源的基础上，遵循《素问·调经论》"人之所有者，血与气耳""血气不和，百病乃变化而生"之说，认为痹之所成皆因正虚血瘀外邪入，经脉闭阻。《经》云："痹者……脉不通。"究其病因，正气亏虚为其内因，风、寒、湿三气侵袭为其外因，而经脉闭阻、气血运行不畅则是该病的主要病变。故参清代林珮琴于《类证治裁》中所言："诸痹，良由阳气先虚，腠理不密，风、寒、湿乘虚侵袭，正气为邪所阻，不能宣

宋贵杰教授诊疗脾胃病思路概述

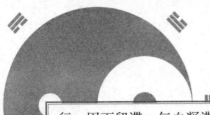

行，因而留滞，气血凝滞，久而为痹。"恩师认为，包括类风湿关节炎在内在诸多痹证的发病，往往患者本身正气先虚，然后六淫外邪乘虚而入，导致气血闭阻，留滞脉内而发病。临床上气血失常又可导致气滞血瘀，气滞血瘀则加重气血亏虚，形成恶性循环。《医学真传》曰："人之一身，皆气血之循行，痹证形成后，由于邪闭经络，则最先导致气血失常，出现现气滞血窟及气血亏虚。

气滞血瘀

《素问·举痛论》说："寒气入经而稽迟，泣而不行。客于脉外则血少，客于脉中则气不通"。风寒湿三气杂至，经络闭塞，气血运行受阻，形成气滞血瘀。《类证治裁》曰：痹久必有浊痰败血，瘀滞经络。气滞血瘀形成之后，又直接或间接的闭阻经络。如此则邪无出路，血瘀更甚。终则血瘀固结，着筋附骨。因此，在痹证初期，出现肿胀、疼痛等症。甚至关节畸形和僵直。

气血亏虚

在疾病邪正斗争的过程中，风性开泄，易耗气伤津；寒易伤阳，凝而为不流，则血瘀形成。瘀则不通，气血乏源，导致气血亏虚。肢体容易出现酸困，无力。久之则肌肉筋骨、脏腑经络失去濡养而致病。

晓其理，知于治。故老师在医治骨伤科伤筋中多用益气养血，养血柔筋为法，每以黄芪桂枝五物汤、四物汤加减治疗。词两方分别由黄芪、白术、当归、白芍、桂枝及当归、川芎、白芍、熟地加人参、黄芪组成。恩师认为此两方大补元气，既能气血双补，又有补气摄血运血之功。若气阴两虚者可加沙参、麦冬、五味子、天花粉；若为气滞不通用木香、茴香、台乌药行气止痛；气郁而致血行不畅者并加当归尾、红花、赤芍、延胡索、陈皮、三七舒筋活血，诸药合用使气散血行，疼痛即止。

三、手法与内外用药相结合

我跟随宋老上门诊近十余年，最大的收获是宋老纯熟的正骨理筋手法和中药。宋老治病，运用手法，每每立竿见影。到现在我还记得宋老对踝关节骨折患者的正骨情景，他运筹帷幄，十分自信，在仔细阅片后，通过手摸心会，拔伸牵引、内翻内旋、端提挤按几个动作，一气呵成。这让我体会到什么叫"手摸心会，手随心转，法从手出"，也懂得什么叫"机触于外，巧生于内"、"法使骤然而人不觉，患如知也骨已拢"。复位后患者疼痛立减，经拍片复查解剖对位。患者对手法后的满意、感激之情，是对宋老最大的肯定；宋老复位时的淡定、自信、娴熟，成为我当时的偶像和奋斗目标，也是我的榜样。无数个这样活生生的例子让我认识到中医正骨理筋手法的博大精深与神奇效果，从而产生浓厚的兴趣。导师宋贵杰教授在整复骨折脱位时，有两个原则，四个要点。两个原则是："欲合先离，离而复合，反其道而行之"和"轻—重—轻"的治疗方法。四个要点是："稳、准、巧、快"。对于骨折端有重叠、缩短、嵌插或关节移位者，应用拔伸牵引法将两骨断端向相反的方向用力拉开，然后运用屈伸旋转法、反向对挤法或折顶回旋法将骨折端的背向、螺旋或成角移位纠正。医生接触患肢时着力要轻，握力要均匀，尽可能减少患者的疼痛，使患者心情放松，缓解肌肉痉挛；当运用屈伸旋转法、反向对挤法或折顶回旋法时手法要快而重，争取一次成功；最后经固定后将患肢轻轻放于功能位。"稳"是指手法操作要自然平稳；"准"是指手法操作定位要准；"巧"是指手法操作时要用巧力，不可使用蛮力；"快"是指手法操作时，用力要疾发疾收，既要用短劲，发力时间不可过久，以减轻患者痛苦。在手法治疗筋伤时，宋老认为，应首先辨明筋伤的部位，然后再因势利导，轻重结

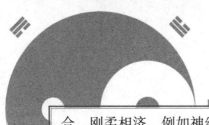

合，刚柔相济。例如神经根型颈椎病,可在患者 C5～6 水平的椎旁软组织处出现明显的筋结，针对筋结，医生用揉捻按压的手法使其消散，再配合旋转手法纠正小关节紊乱，病证可愈。同时，在手法治疗时要配合外用药与内服药。如果说通过手法梳理了筋骨，就像梳理了干旱的土地一样，那么中药就像雨露，滋润了干渴的土地，所以手法和中药密不可分，相互促进，相得益彰。这也是宋老在骨伤治疗中的精要之处。例如，对腰椎小关节错缝的患者，老师认为应首先找准错缝的部位，再运用旋搬和揉按手法纠正小关节错位，摆正棘突间距离，使棘上韧带和棘间韧带的牵拉消失，棘突附着点的无菌性炎症便可减轻，配合复原活血汤加元胡疼痛自然消失。宋老利用大半生的时间，重点对手法复位配合中药治疗四肢骨折，手法和中药治疗腰椎间盘突出症进行了系统研究并不断总结，最终形成了"手法复位治疗四肢骨折"、"三部三位九法"手法和"消定膏""蟹墨膏""增骨丸"等系列成果，在全省得到广泛推广和运用，为甘肃省骨伤科，也为陇中正骨做出了巨大的贡献。

四、医患互动，耐心疏导

宋老认为医生在诊治疾病时必须要与患者互动，要树立"积极上手"、"正确引导"和"恰当治疗"的思想。我跟随宋老门诊多年，宋老每每鼓励我上手查体。他强调，通过"上手"，医生既能亲自触及患病部位，又能拉近与患者之间的距离，又不至于遗漏病情。事实证明，很多时候，往往"不屑一顾"的疾病，没有亲自上手，只凭患者口述，最后误诊漏诊。我曾清楚地记得一名 56 岁女性，腰痛伴右侧臀部疼痛 3 月，来我院就诊。患者自述 3 月来曾在外院和私人诊所诊治，均诊断为腰椎间盘突出症，给予手法、药物治疗后未见明显减轻，故来我院。宋老经过望、触、动、量检查之后，发现两侧臀部不等高。然后宋老正确地引导患者说，"你有无夜间疼痛的现象"？我当时很纳闷，宋老为什么问患者有无夜间痛？患者说有此现象；宋老又问，你做过肿瘤标志物检查没有？患者回答说没有。宋老说明天早上抽血检查这个指标。结果显示阳性，接着进行右侧骨盆 MRI 检查显示右侧骶髂关节肿瘤。我这时才明白宋老问话的用意。如果不仔细查体，按腰椎间盘突出症来治的话，更耽误患者的病情。只有诊断正确，才能恰当地治疗。作为医者，我时时铭记老师的教诲。宋老不但重视医患互动，也强调耐心疏导患者。

在临床上经常出现一些患者对治疗丧失信心，偃旗息鼓。宋老看病轻松愉快，幽默风趣，总能使患者恢复治疗的信心。他与一般医生不同，很少采用一问一答的方式，看病时与患者喜欢开玩笑，分散患者的注意力，同时创造轻松愉快的气氛。尤其是对于损伤患者，往往通过幽默的交谈，在患者不注意的时候，利用快速有效的简单的手法及药物治疗，很快解决患者的痛苦。记得在跟随他上门诊的时间里，很多患者是满脸痛苦而来，满心欢喜而去。当然宋老的幽默自信绝不是胡言乱语。他的幽默是将医患沟通作为艺术去追求，他的幽默是通过简单通俗的比喻让患者明白深奥的医学道理，他的幽默是为了分散患者的注意力，从而能够很好地配合医生，他的幽默是将医疗作为一种有激情的工作，而不是一种生活的工具。他的自信不是自傲，他是源于自身扎实的专业知识，源于对疾病深刻的认识，源于对病情全面的了解，源于对治疗手段的充分认可。比如脊髓型颈椎病治疗时间较长，加之患者在治疗的过程中，尤其是经过治疗一段时间后疗效欠佳时，患者往往会忧伤苦闷、垂头丧气、焦急不安、自卑等不良情绪。这些情绪不仅给患者心理上造成负面影响，同时也影响到疾病的恢复。每见于此，老师常和患者聊聊家常，拉近和患者的距离，解除患者的紧张情绪，耐心疏导，倾心交谈，使其增强战胜疾病的信心，解除顾虑，深入浅出地向患者解释病情，介绍治疗和锻炼的方法。很多患者说只要见到宋教授，疾病就好了一半。从治疗和预后看，如果患者心情开朗，积极配合治疗，往往能收到较好的疗效，反之，效果一般很差。这充分体现了恩师理解、关心、体贴、信任患者。通过互动，使病人树立信心，取得病人的配合，这样可提高药物治疗的效果，才能更好地治疗疾病。

目　录

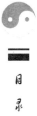

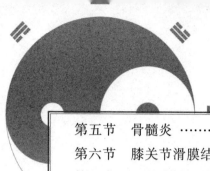

宋贵杰诊疗经验集锦

第一章　　筋伤病治验

　　筋伤病，是指各种暴力（包括跌仆闪挫、牵拉扭转、外力撞击、金刃创伤等）或者慢性劳损（长时间行走、强力负重）所致的肌肉、韧带、肌腱、软骨盘、椎间盘、关节囊、血管神经、神经及血管等组织的损伤，损伤后气血失和，筋失所养，气血不通，血瘀阻滞，瘀而化热，出现筋断、筋歪、筋翻、筋走、筋转等病，统称为筋伤病。常见的筋伤病包括颈椎病、肩关节周围炎、网球肘、腰椎间盘突出症等。早在清·吴谦的《医宗金鉴·正骨心法要旨》中就记载："或因跌扑闪失，以致骨缝开错，气血郁滞，为肿为痛，宜用按摩法。按其经络，以通郁闭之气，摩其雍聚，以散瘀结之肿，其患可愈。《素问·宣明五气》："久视伤血，久卧伤气，久坐伤肉，久立伤骨，久行伤筋，是谓五劳所伤。"

　　根据筋伤的病程可分为新伤和陈伤分类。新伤是由突然暴力所引起，一般不超过 2 周；对于急性损伤失治或治疗不当，迁延日久不愈，时间超过 2 周者，称为"陈伤"。

　　宋老认为，筋与骨骼两者之间密切相关，不可分割。俗话说"伤筋动骨"，说明筋伤会影响骨骼，筋伤不一定伴有骨折、脱位，但是骨折、脱位一般均伴随有不同程度的筋伤。人体是一个有机的整体，局部受损，可累及全身；而全身状态，对局部组织的损伤亦有影响。正如明·薛己《正体类要·序》："肢体损于外，则气血伤于内，营卫有所不贯，脏腑由之不和。"因此，在对筋

宋贵杰诊疗经验集锦

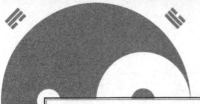

伤病的治疗方面需有整体观念。同时，宋老强调，根据筋伤病的发病机制不同，其治疗方法也有别，临床应以辨证论治，同时结合现代医学知识之理化检查，以辨病论治，灵活施治。对于慢性损伤及筋出巢、骨错缝的筋伤病以手法为主，配以其他中医疗法；对于较严重的筋伤病则需中西医结合的方法；但仍以保守治疗为原则，必要时结合手术。

第一节　颈椎病

颈椎病是因颈椎间盘退行性改变，并因劳损或感受外邪加重退变，导致椎间盘突出（或膨出）、韧带钙化、骨质增生，从而刺激或压迫颈部肌肉、神经、脊髓、血管而出现的一系列临床症状和体征的综合征。本病多见于 40 岁以上的中老年人，多与感受风寒湿邪、慢性劳损和颈部外伤等密切相关。"颈椎病"属于中医学"项强""痹证""痉证""痿证""眩晕"等范畴。其发病机制可归纳为：风寒外袭，劳损筋骨，肝肾气血亏虚，痰瘀交阻，脏腑失调。

临床上根据颈椎病发病的病因病机和症状体征不同，可分为颈型、神经根型、脊髓型、椎动脉型、咽型、交感型和混合型七种。宋老治疗本病疗效显著，最具特色的就是治疗椎动脉型、神经根型、咽型和脊髓型颈椎病。

一、八珍汤加减配合手法治疗椎动脉型颈椎病

椎动脉型颈椎病(cervcal spondylosis of vertebral artery type，CSA 是一种以眩晕、颈部疼痛、恶心呕吐或伴有耳鸣、视力障碍甚至出现碎倒等发作性症状为主要临床表现的疾病，本病发病机制较为复杂，具体病因尚不明确，但最终导致椎动脉、基底动脉供血不足是引发上述症状的直接原因。椎动脉型颈椎病在

临床中较常见,约占颈椎病总数的 1/4 左右[4],多发于中老年人,男女发病比例约为 3：2。椎动脉型颈椎病的发病率较高，近年来其发病率有上升趋势。

病因病机分析：宋老从解剖结构分析认为以下是颈椎病发生的病因病机[5]。

①颈椎的解剖结构特殊，其位于颅与肩之间，比较细长，且活动范围较脊柱其他部分大，长期暴露与外，风寒容易侵袭，导致局部经络痹阻不通，颈部僵硬，曲度变直，从椎间孔处分出的交感神经支受牵拉，刺激节后纤维使血管壁痉挛而引起椎动脉供血不足。

②从骨骼特点看，与腰椎相比颈椎的椎体较小，椎管较大，后关节较小，有血管和神经穿过横突，棘突较短，但与项韧带连接紧密而牢固，上端有寰椎与颅骨形成环枕关节，与枢椎形成环枢关节，支撑相对巨大的头颅，因此，容易发生错位，引起环枕枢关节失稳或松动；错位之后，颈后肌肉牵拉力量增加，尤其是环状筋膜紧缩使整个颈内压力增加，椎动脉外周压力增加，椎动脉直径变小引起血流量减少。

③颈椎的椎骨之间的连接是五关节复合体，后关节相对较小且旋转屈伸活动较多，因此容易发生错位引起落枕；椎间关节呈凹面与凸面并通过椎间盘相连接，两侧的钩椎关节无椎间盘组织，因此，椎间盘受到损伤时，容易在椎间关节与钩椎关节之间纤维环发生撕裂，髓核嵌顿或突出，致颈椎间盘退变，横突孔周围增生，嵌压椎动脉壁使血流量减少。

④颈椎的椎管内行走的是脊髓，而腰椎椎管内行走的主要是马尾神经纤维，髓质受压或受到牵拉刺激更容易发生水肿，甚至变性坏死。颈椎的神经分为向下的臂丛和向上走行于颅脑的颈丛。腰椎的动脉主要行走在脊柱的前方，而颈椎除前外侧有颈内、外动脉外，还有穿行于横突孔的椎动脉，颈椎旋转屈伸活动

宋贵杰诊疗经验集锦

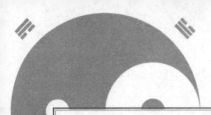

时都可牵拉穿行于横突孔中的椎动脉，影响其中血流变化致眩晕。

老师认为椎动脉穿行于颈椎的骨性部分即横突的横突孔、钩突、横突以及上关节突周围的关节囊、骨膜相互延续形成薄层的纤维筋膜鞘样结构，将椎动脉、静脉、神经包裹在内，而且在钩突与横突外膜之间存在一些纤维组织连接，称"钩突 – 椎动脉 – 脊神经复合体"（UANC）。同时在横突间也存在一些纤维束带组织，这些结构及横突间肌限制固定椎动脉，使椎动脉与骨性结构的关系相对固定，没有更大的回旋余地。因此老师认为椎间盘破损形成的髓核泄漏或压迫刺激 UANC 反射，引起椎动脉痉挛。狭窄、痉挛、梗阻或颈动脉窦病变也可影响颅脑前 2/3 的供血，而引起眩晕，是发生椎动脉型颈椎病的重要原因之一，另外，由于颈部的损伤或风寒侵袭引起椎动脉周围组织无菌性炎症，甚至变性、坏死、钙化，也是引起椎动脉型颈椎病的另一个重要原因。

从中医的角度来看，宋老认为：气血肝肾亏虚为本病发病之本，风湿痰瘀是发病之标。随着工作学习节奏加快、电脑、手机应用的普及和日常生活压力增加，颈椎病患者逐渐年轻化，椎动脉型颈椎病患者若不能得到有效治疗，将对患者工作、生活造成严重影响，损害患者的身心健康。老师在长期临床实践摸索中，不断总结临床经验，认为椎动脉型颈椎病中老年患者占多数，而此类患者因气血亏虚而致眩者不在少数。本病本于虚，或肝肾不足，或髓海空虚，或气血亏虚皆发为本病。因肝主风，肝经上达巅顶，故本论为去风之真言，治眩之要纲。《灵枢·口问》篇有"故上气不足，脑为之不满，耳为之苦鸣，头为之苦倾，目为之苦眩。"《景岳全书·眩晕》中强调了"无虚不做眩"。又有头眩虽然与上虚有关，但是和下虚同样有关系，上虚是阳中之阳的虚衰，而下虚是阴中之阳虚衰。综上所述，本病虚者甚多，或虚在气血，或虚在肝肾，苦恼不堪。气血亏虚则经脉滞涩，血流迟缓，为瘀为痰。中医讲，无虚、无痰不作眩。故将八珍汤作为基本方，加补肝肾祛痰通络之药。依据四气五味及中药功效合理增减中药材，具有补气养血益肝肾，祛风除痰湿的功效。临床疗效较好。

治则治法：认识到气血肝肾亏虚为发病之本，风湿痰瘀为标的特性，故在治疗原则上益气养血补肝肾，祛风寒湿、痰瘀。导师认为气血调和是人体生理活动正常的基础，气血运行正常与否，是有无疾病的关键。气为阳，血为阴，血之间有着阴阳相随、推动和统摄血的作用，依存为用的关系。气为血之帅，血为气之母，气有温煦、化生、推动和统摄血的作用；而血又有濡养和运载气作用，气血是相互依存、为用不可分割的。气之虚衰或升降出入失衡，必影响及血，血之亏耗或功能失调，亦必及气。导师临床经验补气血时需同时活气血，气血运行通畅、周流不息则人的生理机能才能趋于正常。

选方用药

八珍汤加减。黄芪 30g、白芍 12g，熟地黄 12g，当归 12g，川芎 12g，党参 15g，丹参 15g，葛根 20g，制首乌 12g，僵蚕 6g，白芍 10g，炙甘草 6g，薄荷 15g，天麻 10g，升麻 6g，枸杞子 15g，石决明 30g，仙鹤草 20g。

功能：补肝肾益气血，化瘀通络。

方解：方中黄芪用量大，善补肺脾之气，有"补气之长"的美称。气为血之帅，气旺又能生血、行血，脾胃为气血生化之源，脾气升则健，黄芪升举阳气功效助脾之生理功能正常运转，使气血生化有源，气血亏虚者卫表难固，易受外邪侵袭，黄芪益卫固表，防邪乘虚而入，为君药。党参亦能补中益气，功同人参，补益肺脾之气功效卓越，尚有生津养血之功。鸡血藤既补血活血而又通络。当归既补血又能养血，活血又不伤血，是补血之佳品。川芎为血中气药，有"头痛不离川芎"之说，有活血行气，祛风止痛之功，且引药上行。丹参既能活血又能养血。血虚

宋贵杰诊疗经验集锦

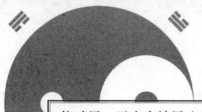

能动风，天麻有祛风止眩之效，僵蚕祛风解痉，化痰散结。葛根乃头痛、项强之主药，又可升发清阳，助脾阳之健运，升麻升举阳气与上述诸药共为臣药。诸药共用既补气血亏虚之本，又活血祛风通络治头痛目眩之标。白芍养血柔肝，调和血脉。仙鹤草益气利水，即能减轻前庭水肿又能益肠胃之气而荡涤利水，石决明平肝抑内风，薄荷桑叶疏外风又解表首乌补养肝血。枸杞子养肝，滋肾。诸药共为佐药。炙甘草健脾温中又可调和诸药为使。

同时，配合手法治疗可达到事半功倍的效果。宋老认为：通过手法矫正及牵引，能纠正小关节的错位与嵌顿，同时纠正耳石脱落；改善颈椎间盘突出刺激压迫的椎动脉血供，改善局部淋巴循环，效果佳。常用方法如下。

俯卧位拔伸牵引回旋按压法[5]

（1）患者取俯卧位，先由肩－下颈椎－中颈椎－上颈椎－枕顶，行放松按摩后，一助手双手分置患者双肩向下牵引，另一助手一手置患者下颌，一手置患者后枕部拔伸牵引，并逐渐向健侧旋颈至最大范围后徐徐抬头回旋。此时术者立于患者患侧，双手叠掌置于颈部疼痛侧，待助手回旋至最高点时突然向斜60°方向猛然按压，此时可闻及轻微"咔嗒"声，即告手法成功。

（2）俯卧位拔伸牵引垂直按压法

接上法，助手拔伸牵引并抬头后伸，术者双手叠掌自颈背部垂直徐徐向下按压，并嘱患者配合术者按压节奏呼吸，力求重建患者颈椎生理曲度。3次/周，10d为1疗程。

（3）仰卧位颈肩头面调理手法

传统椎动脉型颈椎病的治疗手法是在坐位围绕颈肩部实施的推拿按摩手法，颈肩头面部手法是我们在长期治疗CSA过程中利用颈椎乃颅内血供之上源和脑为五脏六腑十二官之主的原理，由常规坐位肩颈部手法演变而来，采取仰卧位由印堂－百会（开天门）－缵竹－前额－眉弓（抹双柳）－太阳－睛明－眼球－听宫－耳廓－山根－鼻弓－素廖－迎香－颧廖－颊车－人中－上唇－地仓－承浆－下颌－颊车－颈侧－缺盆－中府－肩井等顺序，肩颈部以捏拿揉按和旋扳点按为主，以使骨正筋肉，气血通畅；枕顶部以循经点揉和空拳叩击震荡为主，以缓解血管痉挛，气血均匀；颜面部以推摩抚揉和顺肌通经为主，以放松精神，调和脏腑；最后仰卧位拔伸旋摇头颈以谐骨和筋，通达血脉而收功。

整个手法患者能放松，气血易流通，筋骨易柔顺，一气呵成，疗效卓著，尤其适用于治疗以眩晕和失眠焦虑为主要症状的椎动脉型颈椎病。本手法特点有三：一是卧位便于患者筋肉关节放松，减轻血流阻力和重力；二是将传统肩颈部手法延伸到头面部，不仅改善颈部血流而且调整颅内血流，眩晕和失眠与颅内血供关系密切，因此，疗效显著；三是头面部健脑醒神手法不仅能改善头面和颅内血流状态，而且通过十二对脑神经的有效刺激，可缓解焦虑、失眠和眩晕等症状。

配合颈椎牵引及固定方法：颈椎仰卧位牵引治疗：患者取仰卧位颈部垫平枕，枕颌带固定，牵引角度 15° ~30° 前倾位，根据颈椎间盘突出的不同部位，选取不同的角度治疗。牵引时间 30~45min 为宜，牵引重量为患者自身体重的 15%~20%，每日 2 次，10d 为 1 个疗程。牵引常在手法后进行，经过手法治疗以后，局部组织得到充分的放松，此时行颈部牵引，可以起到更好的疗效。颈椎卧位牵引能使颈椎的生理弧度得到改善或恢复，使椎间隙增宽和椎间孔增大，椎间盘的内压下降或形成负压，使后纵韧带紧张，缓冲椎间盘组织向后外突出的压力，促使椎间盘突出的形态发生改变，使神经根或脊髓所受的刺激与压迫得以减轻或消除。从生物力学的角度分析，牵引角度的不同，其应力作用的位置也不同，牵引角度小，最大应力位置在颈椎的上段，牵引角度增大，最大应力位置在颈椎下段。颈椎生理曲度改变时，最

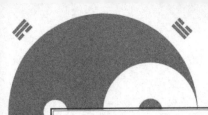

大应力位置也有相应的变化。

手法治疗结束后，必须颈托固定，严重者卧位时应颈部垫枕，双侧布袋固定，防治颈部旋转，保持颈椎曲度，有利于本病恢复。

外用敦煌活络洗液加热熏洗（本院院内制剂，由宋贵杰教授提供处方：伸筋草30g，透骨草30g，威灵仙30g，川椒30g、三棱15g，莪术15g，海桐皮15g，葛根15g，防风10g），1日2次，10天为1疗程。颈部疼痛剧烈者可用消定膏(宋贵杰教授自制院内制剂)外敷治疗。2d 1剂，10d为1疗程。

消定膏由紫荆皮、孩儿茶、炒大黄、无名异、丹参、蒲公英、木头灰各等分组成。具有活血化瘀、消肿止痛的作用。方中孩儿茶味苦涩，性微寒，苦涩收效，寒除瘀血散热，故孩儿茶有清热消炎，止血散瘀的效果。而大黄、紫荆皮、丹皮也有清热活血，消肿止痛之作用，木头灰清热败毒，凉血止血较佳，蜂蜜为基质，增强了软坚化滞，除湿润燥的功效。用法:上药共研，磨成细粉，以蜂蜜3份，药粉1份调成软膏，装搪瓷缸或坛罐备用。根据患部范围大小，取适量药膏，均匀地摊于麻纸上，敷于患处，然后用绷带包扎，胶布固定，2d换药1次，一般3~6次即可。

以上方法要根据患者情况，适当搭配应用，尤其急性期不主张大手法整复矫正颈椎曲度，可用俯卧位推肩旋颈法轻轻矫正颈椎小关节嵌顿，再施以仰卧位颈肩头面部调理手法，待急性水肿缓解后，再施以俯卧位牵引拔伸按压手法恢复颈椎曲度及其稳定性。

典型验案

黄俊玲，女，68岁。颈项疼痛，因头晕1年余，先后发作两次就诊，此次发作时房屋转动，恶心呕吐，翻身活动则眩晕加重，胃纳二便尚可，经行紊乱，夜间呼吸失畅，神疲乏力，苔薄，质紫，脉细。

检查：hoffman 阴性，臂丛牵拉试验阴性，TCD 示：右中动脉、椎动脉流通减慢（供血不足）。

诊断：颈椎病（颈型、椎动脉型）

辨证：气血失和，痰湿阻滞，升降失司

调摄：

炙黄芪 15g，党丹参 12g，全当归 9g，白芍 12g，大川芎 12g，粉葛根 12g，炒羌活 9g，左秦艽 9g，仙鹤草 20g，姜半夏 9g，明天麻 12g，嫩钩藤 12g，生石决 30g 先，鸡血藤 15g，石菖蒲 18g，僵蚕 6g，制香附 15g，炙甘草 6g。

二诊时患者头晕、恶心呕吐、呼吸不畅、神疲乏力均瘥，苔薄质紫，脉细。再前法，原方减生石决、蔓荆子，加首乌藤 18g、仙灵脾 12g、山萸肉 12g、旋复梗 12g，再服 2 周。

按语：椎动脉型颈椎病属于中医眩晕的范畴，宋老师结合眩晕的中医病机，将该病分为虚实两大类，实证多因痰湿、痰瘀、湿热导致，虚者多因气血不足，清窍失养。本病患者病情较重，主要由于气血失和，不能运化水湿，导致痰湿内生，内扰清窍所致。朱丹溪云：无痰则不作眩，痰之致病，往往发作突然，平素内伏于里，当外邪引动则突然发作，痰湿中阻则清阳不升，浊阴不降，引起眩晕，同时导致升降失司，气机逆乱，因而出现发作时恶心呕吐。翻身活动时易引动痰湿，故翻身则眩晕加重；痰湿阻滞，气血失和，肝经失畅，故经行紊乱；肺主气而司呼吸，气机不畅，必然影响肺的主气功能，白天阳气旺盛，夜间则阴气渐盛，痰湿乃阴邪，因此出现夜间呼吸不畅；痰湿阻滞气机，影响脾的健运和气血的化生，清阳不能布散，神失所养，故神疲乏力。治疗的关键在于益气养血，以四物汤加党参，使气血得生，气足则痰湿得以运化，神得所养，在此基础上取半夏燥湿祛痰，葛根、羌活、秦艽祛风胜湿，使湿从表解，痰无内生之源；天

宋贵杰诊疗经验集锦

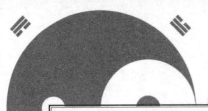

麻、钩藤、石决明以息风止眩，仙鹤草利水，石菖蒲通阳开窍化痰，僵蚕通络，治余留之瘀血。全方有的放矢，故疗效确切，虽无止欧之法，但能抓住病机得关键环节，因此病情很快好转。

二、葛根桂枝汤加减配合旋牵手法治疗神经根型颈椎病

神经根型颈椎病是由于颈椎的椎间盘突出或骨质增生等原因，刺激和压迫椎间孔处的椎神经根，从而导致颈肩部僵硬疼痛、一侧或双侧肢体放射痛、感觉异常等证候群。此型颈椎病发病率最高，占各型颈椎病的60%~70%[6]，是临床上的常见病和多发病，多好发于中老年人，但近年来逐渐年轻化。

病因病机分析：在我国古代，并没有颈椎病的称谓，根据患者颈、肩部僵硬疼痛及手臂放射痛，肢体麻木等症，本病当属中医"痹证"范畴。"痹"乃闭阻不通之意。宋老认为：当人体卧露当风，风寒湿之邪乘虚侵袭人体筋骨关节，引起气血不畅，经脉阻滞，或者瘀血痰浊留于筋脉骨节，均可出现本病。发病以气血不足为本，而风、寒、湿、痰、瘀为标。瘀血阻滞经络，筋脉不荣不通，不通则痛，不荣则颈肩僵硬麻木，活动欠灵；风、痰、瘀互结，阻滞筋脉，又可加重局部的疼痛和麻木。

从本病的发病机制来讲，宋老认为此病属中医的"骨错缝"、"筋出槽"范畴。随着生活节奏的加快，患者长期低头看手机、观书对弈、低头工作，姿势不良或者外伤，加之外受风寒湿邪，导致颈椎间盘退变，颈项肌肉痉挛，小关节失稳，乃至颈项两侧肌肉动静力失衡，颈椎失去稳定性，出现小关节错缝错位，压迫神经，引起血瘀气滞，出现颈部僵硬疼痛及手臂麻木不适等症而引发颈椎病。《证治准绳》曰："颈痛非是风邪，即是气挫，亦有落枕而成痛者……由挫闪及久坐而致颈项不可转移者，皆由肾气不能生肝，肝虚无以养筋，故机关不利"。由此说明筋骨在颈

椎的动静力平衡中起到重要的作用。唐代蔺道人曾说："外伤可以引起"筋骨差爻，举动不能"。即外伤可遗留颈椎的小关节错位而引发颈椎病。《素问·至真要大论》云"诸痉项强，皆属于湿，湿淫所胜，病冲头痛，目似脱，项似拔"。说明感受外邪导致局部筋脉失养，复劳损、外伤、姿势不良引起椎间盘退变，颈椎失稳，刺激神经根而发为神经根型颈椎病。故宋老师主张运用中药葛根桂枝汤配合旋牵手法治疗本病。而且，宋老经过多年的临床经验证明，中药配合手法具备纠正"骨错缝"、"筋出槽"之独特效应，达到循因论治的作用。

治则治法：解肌升津，补气活血，兼祛风除湿散寒通络为治则。

选方用药：葛根桂枝汤加减。

葛根 20g、桂枝 15g、羌活 15g、黄芪 15g、白芍 15g、威灵仙 12g、当归 15g、丹参 15g、姜黄 15g、地龙 10g、全蝎 9g、延胡索 12g、牛膝 12g、防风 9g、炙甘草 6g。

功能：解肌升津，补气活血，通络止痛。

方解：方中葛根桂枝汤中葛根、羌活、桂枝解肌升津通络，缓解项背强痛；白芍酸敛，益精养血；威灵仙、地龙祛风通经，姜黄止肩臂疼痛麻木；黄芪补气，当归补血活血，配合延胡索行气止痛；全蝎、牛膝、防风祛风、解肌、止痹痛。若痰湿盛者加半夏、白术、化橘红；若疼痛重者加白花蛇蛇草；若肝肾不足者加杜仲、续断。

旋牵手法：患者坐位，颈肩部放松，两臂自然下垂，用拇、食、中指滚揉、弹拨患者颈肩部肌肉，重点放松两侧胸锁乳突肌及斜方肌和肩胛提肌。再点按风池、大椎、夹脊、天宗等穴。每次治疗 10~15min，待患者颈部充分放松，肌肉无阻力时，让患者取低坐位，术者立于患者背后，助手在患者前方，两手按住患者双肩。施术者用一手托住患者下颌，另一手托住枕骨粗隆向上，将患者头部缓缓向上提，然后使头部向一侧旋转，当旋转接

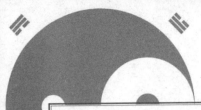

近限度时，在控制下头部继续旋转5°，此时或可听到颈部关节的弹响声，如患者无不适，再将颈部向对侧旋转。一周两次。

手法治疗本病的机理主要在于：①疏通经络，加宽椎间隙，扩大椎间孔，整复小关节错位，解除压迫；②纠正颈椎失稳，改善颈椎的生理弧度，使病变节段应力重新分配，减少局部压应力，重建颈椎静力平衡，恢复颈椎内源性稳定；并通过改善颈椎曲度，降低颈部肌群的持续收缩，降低颈椎负荷，改善颈部肌群的劳损，巩固颈椎外源性稳定。因而颈椎动静力平衡重建，神经根高张力及神经、脊髓的血供改善，间接达到了缓解神经根周围压迫和促进其局部血液循环、减轻炎性反应、促进炎性因子吸收的目的[7-8]。

典型验案

陈志林，男，31岁，患者颈项僵硬已有5月，伴左侧上肢疼痛麻木，左肩疼痛较甚，头痛，胃纳可，大便正常，小溲频数，苔薄质紫，脉弦。

检查：颈部及左肩部有压痛，颈椎活动受限，hoffmann征阴性，咽部充血，臂丛牵拉试验阳性，上肢肌力、感觉均正常，肱二头肌、三头肌腱反射正常。

X线摄片：C3～6椎体骨质增生，颈椎生理曲度变直。

诊断：颈椎病(神经根型)。

辨证：气血失和，经脉不遂。

调摄：

葛根20g，羌活12g，桂枝15g，黄芪15g，白芍15g，青风藤12g，巴戟天15g，益智仁15g，台乌药15g，当归15g，明天麻12g，地龙10g，全蝎9g，炙甘草6g。

二诊

药后诸恙均缓，夜尿2次，尚有颈项酸楚疼痛，苔薄脉细，再前法，原方葛根换为粉葛根。

三诊

经治后诸恙已瘥，但小溲欠畅，时有头晕，夜寐正常，苔薄脉细，再前法，加车前子草18g，姜半夏9g。

按语：本病属颈椎病神经根型，主要原因是由于各种原因导致神经根受压或刺激引起，其最主要的症状为颈肩臂部位及头部疼痛，余景和认为："诸痛之症，当分气血、寒热、脏腑、经脉，断不可笼统而混治之"。本病痛在经络，乃气血痹阻，导致经络气血不通，不通则痛，故表现为经络循行部位疼痛剧烈，治当行气化瘀通络，蠲痹止痛，可使气血流通，经络通畅而疼痛自消，加用青风藤取其祛风止痛之力，取半夏、天麻以增强化痰通络之功，因瘀久可化湿生痰，导致痰瘀互结，病情缠绵难愈，因此法当祛瘀与化痰共用，使瘀血得通，痰湿得化，经络才能通畅，气血始的流通，此之谓"久痹剔痰瘀"，又由于患者初诊时，小便频数，因此法缩泉丸而用益智仁、台乌药，以温肾缩尿，更以巴戟天加强温肾之力，助肾阳而散寒湿。全方以治标为主，同时兼顾治本，故症状逐渐缓解。二诊时患者出现颈项酸楚，换为粉葛根粉以解肌止痛。但治疗中由于温阳太过，导致小便不畅，因此最后加用利尿通淋之车前子。经过治疗最后患者疼痛消失，病情康复。

三、温下清上汤加减治疗咽型颈椎病

咽型颈椎病是颈椎病的分型之一。咽炎和颈椎病二者相互影响，密不可分。由于感冒、接触粉尘或异味化工产品、吸烟、嗜酒或唱歌等，使咽喉部长期处于紧张和慢性刺激状态，容易出现咽喉炎，同时也容易患颈椎病。且颈椎病患者也多伴有不同程度的咽喉炎。当颈椎病发生时，由于颈段脊柱动静力失衡，使寰枕、寰枢和其他椎间关节及周围肌肉、韧带等组织痉挛、变性、渗出，以致炎细胞浸润，出现非特异性炎症；周围内环境的改

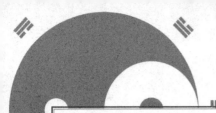

变，使病毒、细菌易滞留，而诱发特异性的炎症。临床可从咽论治颈椎病[9]。

病因病机分析：宋老认为，本病属中医的"喉痹"，多由痰瘀互结、郁而化热引起；其病机为寒热侵袭、痰热互结；出现颈项僵硬，咽痒、咽干，甚至咽肿咽痛，嗓中有痰，吐之不出，咽之不下等症。从西医解剖学的角度来讲[10]，从头长肌前方和颈动脉鞘后方分出的颈上神经节，向内侧分为喉咽支和心支，喉咽支走形于颈动脉小球，并与迷走神经、舌咽神经的咽支组成咽丛，一起支配咽部的随意肌和舌后 1/3 的味觉及咽上 1/3 的感觉。咽炎所引起的机械性紊乱，可刺激颈神经，累及颈交感神经，从而引发颈椎病；反之，颈椎病出现局部椎间盘变性，局部稳定性降低，活动度增加，使病变部位炎性渗出、变性、粘连、憩室形成，最终出现咽喉部疼痛、干涩、异物感，甚至出现吞咽困难，从而出现咽炎。

治则治法：温下清上，行气化痰。

选方用药：温下清上汤加减。

半夏 15g，厚朴 12g，紫苏 12g，赤白芍 12g，蓬莪术 12g，黄芪 15g，熟附片 9g，桂枝 9g，大熟地 12g，山萸肉 12g，巴戟天 12g，鸡血藤 15g，青风藤 15g，虎杖根 18g，板蓝根 18g，大玄参 9g，炙甘草 6g。

方解：方中以黄芪、桂枝、白芍益气和营解肌；半夏、厚朴、紫苏化痰散结行气；板蓝根、大玄参、熟地、赤芍、虎杖根清热利咽；鸡血藤、青风藤活血祛风止痛；熟附片、山萸肉、巴戟天温补肾阳。

典型验案

李子灵，女，51 岁，颈部僵硬酸困，头晕，上下肢麻木，咽喉失畅，四肢少温，小便清冷，频数，苔薄，脉细。检查：咽喉红肿明显，颈部、肩胛骨内上缘、胸锁乳突肌附着点有明显压痛。X线片显示：颈椎生理曲度变直，颈椎骨质增生。CT显示：颈椎间盘膨隆。

诊断：颈椎病（咽型）。

中医辨证分型：上盛下虚，瘀久化火。

治则：补气活血化瘀，温下清上。

处方：炙黄芪15g，党丹参12g，全当归9g，赤白芍12g，蓬莪术12g，刘寄奴15g，熟附片9g，川桂枝9g，大熟地12g，山萸肉12g，台乌药12g，巴戟天12g，鸡血藤15g，青风藤15g，虎杖根18g，炙甘草6g，板蓝根18g，大玄参9g。

二诊　患者颈项酸楚、疼痛减轻，上下肢麻木缓解，仍咽喉不畅。

原方加　山豆根15g，重楼15g。1月后病愈。

按语：颈椎病如果出现咽喉失畅，甚者红肿疼痛等表现，是由于椎间盘退变释放的炎症介质刺激咽部造成，同时咽部炎症反应又可刺激相邻的椎间盘从而形成恶性循环。因此对咽型的患者，治疗时要针对其咽喉的病变进行治疗，使病情逆转。本患者病情复杂，一方面表现出咽喉失畅，红肿等上盛的表现，同时又见四肢少温、小便清冷、频数等肾阳不足的表现，因此治疗上要寒热并用，清上温下。同时要补气和营解肌，达到标本兼治的目的。方中以黄芪、桂枝、白芍益气和营解肌；赤芍、当归、莪术、刘寄奴活血化瘀；板蓝根、大玄参、熟地、赤芍、虎杖根清热利咽；鸡血藤、青风藤祛风止痛；熟附片、川桂枝、山萸肉、巴戟天温补肾阳；台乌药温肾缩尿。共凑益气化瘀，温下清上之功。二诊时，患者咽喉失畅变化不明显，考虑为病情较重，药量太轻，故加用山豆根、重楼以增强清热利咽之功，则疗效明显。

四、补阳还五汤配合针药治疗脊髓型颈椎病

脊髓型颈椎病(Cervical Spondylotic Myelopafliy CSM)是临

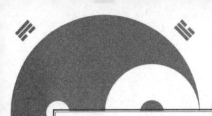

床上脊柱常见疾病和疑难病之一，多由于颈椎退行性改变导致脊髓压迫或脊髓血供障碍，并因此引起生相关的脊髓功能障碍性疾病。其发病率为 12%~30%。该疾病症状严重，致残率较高，预后差，严重影响患者的生活质量，给家庭和社会造成严重的负担[1]。

病因病机分析：CSM 的病因及发病机制尚未完全明确，一般认为是多种因素共同作用的结果，主要有机械压迫学说、不稳定学说和血运障碍学说[2]。其发病基础是椎间盘及椎间关节的退变，继而椎体缘骨赘形成，后纵韧带肥厚及节段性骨化，黄韧带松弛、肥厚而失去弹性并折皱突入椎管等，由此引起脊髓及其血管的慢性压迫性改变，最终脊髓的慢性损害导致神经组织产生一系列病理改变而产生相应症状。当存在发育性颈椎管狭窄或后纵韧带钙化继发椎管狭窄时，更易发病。

治则治法：补气活血，通络止痛。

选方用药：补阳还五汤。

生黄芪 30g，归尾 15g，川芎 15g，赤芍 15g，鸡血藤 15g，桃仁 15g，红花 12g，地龙 10g，鹿胶片 12g，炙甘草 6g。

方解：方中重用生黄芪为君药，大补元气，气行则血行，血行则瘀血去；归尾为臣药，有活血祛瘀而不伤血之功，方中巴戟天温补肾阳，赤芍、川芎、地龙、鸡血藤等共为佐药，共奏补阳活血祛瘀通络之功。全方重用补气药，适量配伍少量活血药，使气旺血行、瘀去络通，达到标本兼治，并且补而不滞，活血而不伤正，诸药并用则气旺、瘀消、血行、络通。

典型验案

赵玲莉，女，60 岁，下肢经脉拘急、无力，麻木，肢体活动不灵活，颈项僵硬，苔薄质淡，体胖，有齿纹，脉细。

检查：hoffmann 征阳性，膝、跟腱反射减弱，病理反射不明显。

MRI 显示：颈椎生理曲度变小，颈椎间盘多阶段突出，黄韧带肥厚，脊髓呈串珠样改变，脊髓信号正常。

诊断：脊髓型颈椎病。

中医辨证：脾肾两亏，经脉阻滞。

处方：黄芪 30g，归尾 15g，川芎 15g，赤芍 15g，白术 12g，炒羌活 12g，鸡血藤 15g，蜈蚣 2 条，地龙 10g，红花 12g，山萸肉 12g，山药 12g，鹿胶片 9g

二诊：诸恙均缓，仍有下肢麻木，苔薄质胖，边有齿纹，脉细。

原方加 炙全蝎 2 条，生熟地 12g。

配合针刺华佗夹脊穴、命门、腰眼、环跳、秩边、承扶、承山穴一日一次，共两周；且服用甲钴胺片 1 片 / 次，3 次 /d，坚持服用两月。

按语：脊髓型颈椎病是颈椎病中最严重得一种，早期中医药治疗有一定的作用，对严重的患者或病情急进发展的患者，手术是解除压迫，救治瘫痪的有效方法。本患者属早期较轻的患者，可以先采用非手术治疗。患者表现出一派脾肾两虚的症状，方中黄芪、白术补脾益气，归尾、红花、鸡血藤、鹿角胶养血补肝肾，蜈蚣活血通络，地龙祛风通络，羌活祛风通络，共同达到肝脾肾同补，经络通畅得日的。二诊时患者仍有麻木，故加用全蝎，与蜈蚣配合，取止痉散之意，并加强养血之力，取治风先治血，血行风自灭之意。

第二节　腰椎间盘突出症

腰椎间盘突出症是因椎间盘纤维环破裂，髓核突出，刺激或压迫神经根而导致的腰痛伴下肢放射痛甚至麻木为特征的腰腿痛疾病。是骨科临床上的常见病和多发病。中医认为：腰椎间盘突

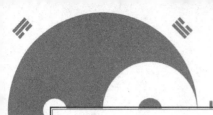

出症是因素体肾精亏虚，筋脉失养，或感受外邪，或跌扑损伤致气血运行不畅，不通、不荣则痛。属于中医学"腰痹"范畴。

病因病机分析：宋老认为，本病以肾虚为本，血瘀为标，外感风寒湿，导致痰瘀阻滞而发病。肾藏精，主骨生髓，腰腿的强健有赖于肾精的滋养。肾气充则质密盘固，肾气虚则外邪易乘虚而入，痹阻肌肉关节，产生疼痛、麻木。肝藏血，主筋。肝血充则筋骨得以滋养，反之则不荣不通而酸困疼痛。故本病以肝肾气血亏虚为本，外邪兼血瘀、痰凝为标。

治则治法：认识到本病以肝肾气血亏虚为本，外邪兼痰凝为标，故治疗应补肝肾益气血，祛风湿、止痹痛。同时配合手法。但在急性期，不能做手法。症状重者，卧硬板床休息，洗漱、吃饭、大小便均应在床上，因卧位时椎间盘的压力最小。待急性期过后再配合手法治疗。

选方用药：独活寄生汤加减。

独活 15g，桑寄生 15g，杜仲 15g，牛膝 12g，细辛 3g，秦艽 12g，茯苓 12g，肉桂心 12g，防风 12g，川芎 15g，人参 12g，甘草 6g，当归 15g，芍药 12g，干地黄 12g。

方解：方中用独活、桑寄生祛风除湿，养血和营，活络通痹为主药；牛膝、杜仲、熟地黄补益肝肾，强壮筋骨为辅药；川芎、当归、芍药补血活血；人参、茯苓、甘草益气扶脾，均为佐药，使气血旺盛，有助于祛除风湿；又佐以细辛以搜风治风痹，肉桂祛寒止痛，使以秦艽、防风祛周身风寒湿邪。各药合用，是为标本兼顾，扶正祛邪之剂。

本方为治疗久痹而致肝肾两虚，气血不足证之常用方。临床应用以腰膝冷痛，肢节屈伸不利，心悸气短，脉细弱为辨证要点。临证需加减变化。对于严重的腰椎间盘突出症术后疼痛较剧者，可酌加川楝子、延胡索、白花蛇等以助搜风通络，活血止痛；寒邪偏盛者，酌加附子、桂枝、干姜以温阳散寒；痰湿偏盛者，去地黄，酌加半夏、厚朴、防己、薏苡仁、苍术以化痰祛湿消肿；正虚不甚者，可减地黄，人参。配合二步三位[13]手法治疗如下。

1. 二步三位手法

（1）第一步为放松手法

患者取俯卧位，自脊柱两侧，应用掌揉、掌按、推拿等手法，配合点按环跳、承扶、委中、承山、昆仑及脊柱双侧的肾俞、腰阳关等穴，充分放松腰骶部肌肉，重点是放松腰大肌、骶脊肌等。老师认为这一步非常重要，肌松的程度直接影响着下一步手法治疗的效果，只有尽力的缓解腰骶部的肌紧张，才能使腰椎间的相对运动幅度加大，为解除小关节滑膜嵌顿，矫正腰椎小关节紊乱，乃至恢复椎间关节髓核移位提供良好条件。

（2）第二步为治疗手法

俯卧位按腰搬腿法：患者俯卧位，术者立于健侧，一手掌根按在疼痛部位棘突旁约1cm处，另一手托起痛侧大腿，使之后伸内收，待患者感到有轻微疼痛时，两手同时突然加力，然后放松，常常可听到复位声，但不可强求，以免造成腰椎小关节新的损伤，此手法主要解决腰椎后伸受限。

侧卧位腰椎旋扳法：患者侧卧位，患侧在上并屈膝屈髋，健侧在下下肢伸直，身体紧靠床边，术者立于患者的前侧，一肘置于患者肩前部，一肘置于髋关节后方，双手交叉来回逆向晃动腰部并令其腰部肌肉放松，一般是在肩部向后、臀部向前活动至最大范围时，突然发力作一下稳定的旋扳动作，旋转度数20°以内，切不可过大。此时往往可听到清脆的弹响声，此手法主要是解决滑膜嵌顿或小关节半脱位，使腰部恢复正常的旋转度数。如果患者有棘突侧偏，在旋扳时可加拇指推顶棘突的手法，要求在摇动到最大限度旋扳的同时，用下方手臂的拇指推顶移位椎体的棘突向上，可达到纠正侧偏的目的。

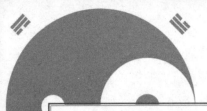

坐位提拉旋扳膝顶法：让患者坐于一尺多高的小凳上，两助手用双手虎口部分别卡于患者两大腿根部以固定骨盆，术者双臂从患者背面两腋下环抱于胸前。向上提拉，前屈并向健侧略旋患躯，持续提牵过程中恢复原位，再用膝部顶于患者患侧痛点，然后背伸反折并向患侧旋转患躯，此时可闻及患部清脆弹响声，疼痛锐减，即告手法成功。再命患者俯卧床上，局部按摩放松3~5min以缓解痉挛，疏通经络。

1990 年以后，逐步在腰椎小关节复位的基础上加入了俯卧位腰椎牵引按压法，在矫正腰椎小关节复位的同时加大了腰椎关节复位的力度，对纤维环的隆突和髓核的移位有更好的复位作用。老师命名为三步三位法[14]：三步为放松、治疗和整理手法；三位为俯卧位、仰卧位和侧卧位，构成了完整的系统手法，取得了较好的临床疗效。

2. 三步三位法

（1）第一步为放松手法：

患者取俯卧位，术者采用按、摩、揉、滚、拿、推、点穴等手法充分放松患者腰背部和臀腿部肌肉。老师认为这一步骤是非常必要的，只有在尽可能的消除患者肌紧张的情况下，才能达到既减少纵向牵引时的抵抗作用，又降低了由于肌紧张对椎间盘造成的纵向挤压负荷，使治疗手法的疗效得以提高。

（2）第二步为治疗手法

首先实施对抗牵引按压法。患者取俯卧，头颈部伸出床头，上方一助手双手自患者腋下穿出抱紧上身，另外两助手分别握患者踝部同时拔伸牵引，在持续性对抗牵引下，术者在椎间盘突出部的椎体棘突上垂直按压 2~4 次，每次按压同时微微颤动，防止动作过猛发生意外损伤。根据个体差异对抗牵引力选择在80~120kg 范围内，垂直按压力量选择在 30~50kg 范围内。

其次患者取仰卧位，采用屈髋屈膝按压伸腿法和直腿抬高足背伸法。患者健肢伸直，患肢屈膝屈髋，术者一手肘部扶膝、另一手握踝，徐徐按压 3~4 次后，再外展、外旋患肢后继续伸直下肢，然后紧接直腿抬高足背伸法，抬高幅度以患者能够耐受为度，连续 3~4 次。

再次患者侧卧位，采用推摇法和推腰扳腿法。患者侧卧，患侧在上，助手双手扶肩、术者扶髋，对向推摇 10~20 次。然后术者一手推顶患部腰椎向前，一手从膝部托起患肢，扳腿过度后伸 3~5 次。

（3）第三步为巩固手法

患者仰卧位，局部按揉后，牵抖下肢 1~2min，频率 160~180 次 / 分，即告手法结束。

1995 年老师在三步三位法的基础上又加入了二位三步法中的俯卧位按腰扳腿法，总结出八种手法，即俯卧放松法、俯卧按腰扳腿法、俯卧牵引按压法、仰卧屈膝屈髋旋髋法、仰卧抬腿背伸足法、侧卧腰椎旋扳法、侧卧推腰扳腿法和仰卧下肢牵抖法八种，并正式命名为腰椎间盘突出症三步三位八法，简称三步八法。后来，经过不断实践，在骨伤一科增加了坐位旋扳复位法，形成了三步三位九法[15]。

3. 三步三位九法

（1）准备手法

患者俯卧，术者立于患侧，施以按揉法、一指禅推法、滚法、拿法、拿揉法于患者腰骶部、臀部和患肢，广泛地舒缓肌肉痉挛，弹拨、点按穴位以及腰部压痛点以松解粘连，镇静止痛。而后术者运用手掌自患者腰部自上向下沿膀胱经走向施以推挥法 5 遍，以通经活络、定心安神，操作时间约 10min。

（2）治疗手法（即"九法"）的具体操作

治疗手法依据腰椎间盘突出症不同的病理分型、症状和体征，选择如下手法组合，操作时间约 15min。

①腰部拔伸按压手法：患者俯卧位，头颈肩部伸过床头，一助手在床头呈蹲位双臂绕过患者腋部至胸背部两手环抱固定患者，嘱患者两手分别紧握床腿，另两助手分别双手紧握患者两踝部呈半蹲位向相反方向作对抗拔伸持续牵引，术者立于患者一侧用双手掌重叠垂直按压腰椎间盘突出节段压痛处，并连续颤动，频率为 120~180 次 /min，依据个体差异垂直压力选择在 20~30kg 范围内。如果椎间盘是向一侧突出的，垂直按压完后，牵引下在患椎棘突旁开 1.5~2.0cm 处由患侧的外后方向健侧的前外方按压 3~4 次，力量同前。按压时嘱患者大口呼气，按压时力由轻到重，每次按压重复 10 次后一直保持静止按住腰部，同时助手缓缓放松对抗拔伸牵引。每次治疗重复两遍。本手法可拉宽椎间隙，降低椎间盘内压力，增加椎间盘外压力，促使突出物还纳，扩大椎间孔。

②腰部斜扳手法：患者侧卧位，卧侧下肢自然伸直，上侧下肢屈膝屈髋自然放于卧侧小腿上。术者站立其面前，以一手或肘抵住其肩前部，另一手或肘抵于臀部。两手或两肘同时协调反向用力，先做数次腰部小幅度的扭转活动，扭转后即放松，使腰部形成连续的小幅度扭转而放松。待腰部完全放松后，再使腰部扭转至有明显阻力位时，略停片刻，然后施以"巧力寸劲"，做一个突发的、增大幅度的快速扳动，常可闻及"喀喀"的弹响声。本手法可使突出物与神经根之间发生位移，松解粘连，缓解神经根受压状态，调解后关节紊乱，相对扩大椎间孔。

③腰椎定点旋转复位手法：以向右旋转复位为例，患者坐于方凳上，腰部放松，两臂自然下垂。助手站于患者左前方，用两下肢夹住患者左小腿部，双手按压左大腿根部以固定坐姿，术者半蹲于患者后方右侧，以左手拇指端或螺纹面顶按于偏歪的棘突侧方，右手臂从患者右腋下穿过并以右掌反扣患者颈项部，右掌缓慢下压，并嘱患者做腰部前屈配合，至术者左手拇指感觉指下

棘突活动、棘间隙张开时，则其腰椎前屈活动停止并保持这一前屈幅度。然后右手臂缓缓地施力，以左手拇指所顶住腰椎偏歪的棘突为支点，使其腰部向右屈至一定幅度后，再使其向右旋转至最大限度，略停片刻后，右手掌下压其颈部，右肘部上抬，左手拇指则同时用力向对侧顶推偏歪的棘突，两手协调用力，以"巧力寸劲"做一较大幅度的快速扳动，常可闻及"咔哒"的弹响声。反扣颈部令患部向右缓慢旋转，至脊柱扭转弹性限制位，感觉到有阻抗时，右手继续右旋，左手拇指可感觉到棘突有跳动感。本手法可使小关节脱位复位，滑膜嵌顿松解，脊柱结构恢复正常生物力学平衡状态。

④按腰扳腿后伸手法：患者取俯卧位，躯体伸直，两下肢并拢，肌肉放松。术者立于健侧位，以一手掌根按压于患椎部，另一手臂托抱于双下肢膝关节稍上方并缓缓上抬，使其腰部后伸，当后伸至最大限度时，两手协调用力，以"巧力寸劲"做一增大幅度的下按腰部与上抬下肢的反向施力的快速扳动 3~5 次。本手法可使突出物与神经根之间发生位移，松解粘连，缓解神经根受压状态，调解后关节紊乱，相对扩大椎间孔。

⑤推腰扳腿手法：患者取侧卧位，术者立于患者身后，以一手掌顶推患部腰椎向前，另一手臂从膝部托起患肢，先转动髋关节 2~3 圈后顺势将髋关节在外展约 30° 位置下做后伸活动 3~5 次。本手法可使突出物与神经根之间发生位移，松解粘连，缓解神经根受压状态，调解后关节紊乱，相对扩大椎间孔。

⑥屈膝屈髋按压外旋外展伸膝手法：患者取仰卧位，健侧下肢伸直，助手立于健侧，双手分别紧按髋、膝关节部以固定，术者站于患侧，双手分别紧握患肢踝关节及膝关节，做屈膝屈髋到最大限度时，用肘部按压患侧小腿胫前 3~4 次后，再外旋外展髋关节后伸直患肢，连续重复 2 次。本手法可使突出物与神经根之间发生相对位移，松解粘连，扩大椎间孔，缓解神经根受压状

宋贵杰诊疗经验集锦

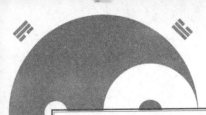

态，调解后关节紊乱及脊柱结构恢复正常生物力学平衡状态。

⑦直腿抬高足背伸手法：患者取仰卧位，健肢伸直，助手立于健侧，双手分别固定健侧髋、膝关节部，术者一手紧握患肢踝部，另一手紧握患肢膝部，作直腿抬高至患者能够耐受的最高位时助手用力将足背伸到最大限度，每次重复足背屈 3~5 下，连续重复 2 次。本手法可调节突出物位置，松解粘连，缓解神经根受压状态，调解后关节紊乱，相对扩大椎间孔。

⑧反向推肩推臀旋腰手法：患者取侧卧位，两上肢抱于胸前，卧侧下肢自然伸直，上侧下肢屈膝屈髋放于对侧小腿上。术者站于患者臀部后，两手按住上侧臀部，一助手立于患者胸前，两手按住上侧肩部，同时做反向推肩推臀旋腰活动，操作时嘱患者大口呼气，每次操作旋腰活动 10 次。本手法可调节突出物位置，松解粘连，相对扩大椎间孔。

⑨对抗牵引牵抖手法：患者取仰卧位，助手立于患者头部，两手紧握患者腋窝以固定，术者双手分别紧握患者踝关节对抗牵引双下肢的同时做上下抖动活动 10 次，频率为 120~140 次 /min。本手法可拉宽椎间隙、降低椎间盘内压力、增加椎间盘外压力、促使突出物还纳、扩大椎间孔，为纤维环的修复创造条件。

之后放松整理结束：患者取俯卧位，在腰骶部、臀部、患肢施以擦法、揉法、拍法、击法、抖法等整理手法，加强气血运行，缓解肌肉紧张痉挛状态，促使神经根及周围组织水肿的吸收，使萎缩的肌肉和受损神经逐渐恢复。操作约 5min。整个手法操作结束，嘱患者静卧硬板床休息 1h。

老师指出，手法应掌握"度"。手法的施使，应当有节制，因为手法毕竟是利用外力的作用解决力的失衡、关节的错缝，它既可达到治疗目的，也可能造成新的损伤，切不可至始到终，时间、强度不变。在治疗上，有这样的体会，如果手法"对病"，病人有猛然轻松痊愈感，这时手法就要及时调整，以平卧静养，松解肌肉，牵抖摩、擦等轻手法为主，以巩固疗效，对于腰部症状已缓解，而腿部困痛明显，手法可沿着神经干分布施术，作曲膝屈髋、点、拨、推、揉等手法，切忌不可病症已减轻，而手法不当，病症再次加重，这一点令医患当时都特别头痛。另外，手法后的平卧硬床休息，也是手法治疗的延续，一般施术 30min，则应平卧 4h，平卧时可做主动直腿抬高、四点式、三点式腰背肌锻炼，这样，通过自身的修复和调节，往往效果比较好。手法忌"生、硬、猛"。通过病例观察，过重过猛的使用手法，造成的结果，往往使病情加重，甚至引起新的损伤。手法作用的原则应是：因人施术，因病施术，张弛有度，中病即止。这是要领。

典型验案一

张某，男，60 岁　因腰痛 6 年余，加重 2 周来我院诊治。患者反复腰痛已有 6 年余，2 周前再次发作，伴右下肢酸楚麻木，活动受限。四肢不温，大便干结，胃纳尚可。

体格检查： L4-5 椎旁深压痛，伴右下肢放射痛，直腿抬高试验左大于 700，右 300，右侧加强试验（+），"4"字试验（+），右中拇指跖屈肌力较左侧减弱，皮肤感觉无异常。

影像检查： 外院 CT 提示 L4-5 椎间盘突出。

诊断： 腰椎间盘突出症。

辩证： 肝肾不足，风寒入络，气滞血瘀。

治法： 祛风通络，补益肝肾。

方药： 制川乌 9g，全当归 9g，赤白芍各 12g，大川芎 12g，秦艽 9g，杜红花 6g，独活 12g，鹿角片 9g，灵磁石 30g，汉防己 15g，鸡血藤 15g，落得打 15g，杜仲 15g，炙黄芪 15g，炙甘草 6g，14 剂。

二诊腰痛、腿麻，右下肢活动不利，缓而未已，胃纳、二便尚可，苔薄质紫，脉细沉。再前法，原方加地龙 12g，巴戟天

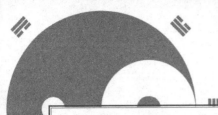

15g。再服 14 剂。

按语：老师认为，腰痛的基本病机是本虚标实。正如《证治准绳　腰痛》所述，"……腰痛，有风、有湿、有寒、有热，有挫闪、有瘀、有滞气，有痰饮，皆标也，肾虚其本也"。积劳之躯，肝肾两亏，易受风寒侵袭，经络痹阻，筋骨失养。因此治疗应补肝肾，祛风寒，通经络。方中草乌祛风散寒，配磁石通利血脉，消肿止痛。草乌、磁石相配相辅相成，相得益彰，磁石之咸凉可制约草乌的峻猛，草乌之辛温可起启磁石之阴寒，这一药对也是伤科独特的用药经验。对于肝肾不足，体弱气虚患者，老师认为，在治疗早期就宜加入独活、杜仲，症情缓解后更当以这类药为主以得巩固。方中活血之品不宜过于破耗，故用桃红四物汤补养气血，活血化瘀。地龙解痉镇痛，化痰通络，临床上与理气活血药合用可化痰破结，疏通经络。全方配伍精练，虚实兼顾，切合中老年腰痛之病机及体质，故而取得满意效果。

典型验案二

唐某，男，34 岁，腰痛，CT 诊断为椎间盘突出症，7 年前手术，术后缓解。1 月前，因打麻将久坐后骤然猛起，诱发疼痛，右下肢麻木，苔薄，脉细。

检查：MRI 复查示：腰椎间盘突出，胃纳、二便可，肌电图示：右胫前肌神经源性损害。

诊断：腰椎间盘突出术后。

辨证：气滞血瘀，经脉不畅。

处方：

炙黄芪 18g，苍术 15g，丹参 15g，全当归 9g，赤白芍 12g，生蒲黄 18g，五灵脂 12g，鸡血藤 15g，老鹳草 15g，青风藤 15g，汉防己 15g，虎杖根 12g，补骨脂 12g，仙灵脾 12g，知母 9g，牛膝 12g，制香附 15g，延胡索 18g，炙甘草 6g，14 剂。

甲钴胺片，1 片 / 次，3 次 /d。

二诊：药后压痛、下肢麻木，无力经治疗后已完全消失，苔薄，脉细。

再前法，原方减延胡索，加山楂糊12g，制川乌9g。

1月后随访患者症状消失，未见复发。

按语：腰椎间盘突出症术后一般在5年左右约有30~50%的患者有复发，复发的原因一般认为与术后血肿机化压迫、粘连，术中摘除不彻底，术后继发相邻椎间盘的退变突出。在轻微的外力作用下复发，上述患者符合复发的临床时间和受力特点，乃相邻椎间盘退变突出所致。患者以疼痛、麻木、肌肉萎缩为主要表现。《医学入门》云："麻属气虚木属痰瘀"。经云"气虚则麻，血虚则木"，故本方以黄芪益气补中，选为主将，能冲锋陷阵，配伍参、术则功效更宏。以丹参、归芍养血，使气血充足，顽麻自消。经又云："不通则痛"，瘀久可化热，因此配伍失笑散（蒲黄、五灵脂）以活血化瘀，散结止痛，以金铃子散（川楝子，延胡索）疏肝泄热，清热止痛，附以香附疏肝理气，使肝气舒畅，郁热得解，气机通畅，瘀血尽散的目的，从而经络通畅，"通则不痛"。加汉防己、虎杖根以增强清热利湿止痛，青风藤祛风止痛，从多种途径达到止痛的目的。牛膝引药下行兼有补肝肾、活血之功，补骨脂、仙灵脾补肾阳，使脾肾之阳气旺盛，先后二天充足，则筋骨得养，肌肉强健。配合西药甲钴胺片营养神经，促经损伤神经的恢复，中西结合，标本兼治，因此功效显著。

典型验案三

云某，男，49岁。反复腰腿痛4年，加重1月。现病史：4年前无明显诱因下出现腰部疼痛，后逐渐放射到双下肢。近一月症状加重，行走困难。寐纳可，二便调。

查体：L4、L5棘突旁压痛，放射痛（+）。右直腿抬高60°，加强试验（+），左>80°。右下肢萎缩。舌淡苔腻脉弦滑。

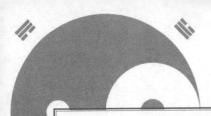

腰CT示：L4、5椎间盘突出。

诊断：腰椎间盘突出症。

辨证：气虚血瘀，痰湿阻络。

治法：益气化瘀，利湿通络。

处方：炙黄芪18g，党丹参各15g，大川芎9g，柴胡9g，广地龙12g，青风藤12g，野菊花15g，菟丝子18g，藿佩各12g，姜半夏9g、京三棱12g，14剂。

二诊时诉下肢行走较前时间长，遇天气变化症状变化不明显。舌淡苔厚腻脉涩。

拟益气化瘀化痰通络。

处方：原方去京三棱12g，加陈皮12g，厚朴9g，枳实9g，黄芩6g，14剂。

三诊时诉感双下肢有力，行走较前稳。舌淡苔薄脉弦。

处方：原方加全蝎9、蜈蚣2条，7剂。

评析：患者病程长，久病耗气，久病成瘀。气虚则推动无力，一则血行不畅，瘀阻经络，血不能荣，筋失所养，故见疼痛，肌肉萎缩。二则气机不化，痰湿内生，痹阻经络，加重病情。苔腻脉弦滑乃痰湿阻滞之象。方以黄芪、当归、川芎益气活血通络，用三棱增强破血行气以止痛；加青风藤增强祛风通络之力；姜半夏、藿佩燥湿清热；因久瘀易化火，故以野菊花清热解毒；腰为肾之腑，故以菟丝子温肾阳，治其本。二诊时，症状改善，故去京三棱。但苔厚腻未化，考虑到暑湿之邪内侵，气机不化，故加陈皮、枳实、厚朴加强理气化痰功效，黄芩清肺热助化痰。三诊时诸症得减，原方再进以维持疗效，虑久痹难愈，加全蝎、蜈蚣加强搜风通络之功。

第三节　颈腰综合征

颈腰综合征是指由于发育性椎管狭窄或脊椎退行性病变所发生的颈椎病(颈椎管狭窄或颈椎间盘突出症)和腰椎病(腰椎管狭窄或和腰椎间盘突出症)的合并病症。该病最早由 Hult 在 1954 年报道，并命名为"颈腰椎综合征[16]"。

病因病机认识：颈椎病的形成，有先天性的发育因素，也有后天的椎体结构退变和骨赘形成等[17]。在腰椎病变中，如腰椎管发育性狭窄，轻度的椎间盘变性突出，亦可引起椎管容积变小以致发病。在发育性椎管的狭窄中，颈段与腰段常呈一致性改变[18]。宋老认为，尤其是当遇到姿势不良，或者脊柱活动不当甚至遇到外伤和长期劳损时，颈和腰部出现力学平衡失稳，肌肉痉挛，或小关节错缝，生理曲度改变的变化。若上段脊柱——颈椎出现失稳，则下段脊柱为了维持人体的平衡，则腰椎乃至整个脊柱各段可能发生代偿性改变，是颈腰综合征发病的主要原因。

治则治法：轻者保守治疗，以手法配合中药调和气血、养筋通络治疗。严重者手术治疗。宋老认为，手法可纠正小关节的错缝，调整脊柱的曲度，解除脊髓和神经根的压迫，以及改善局部的血液循环，促进局部炎症的吸收。

处方：炙黄芪 15g，党丹参 12g，全当归 9g，赤白芍 12g，大川芎 12g，粉葛根 12g，山萸肉 12g，杜仲 12g，甘枸杞 12g，地龙 12g，炒枳壳 9g，炒竹茹 12g，熟地 9g，炙甘草 6g。

方解：方中炙黄芪益气，四物汤养血柔肝；粉葛根解热生津、解肌舒筋；山萸肉、杜仲、甘枸杞补益肝肾，舒筋养骨；地龙通经活络；瘀久易化热，以竹茹增强泄热之力，枳壳增强行气之力。

配合手法治疗。术者以拇指或掌根在颈腰部，顺着肌纤维方

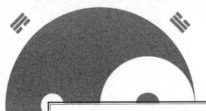

向，轻轻推动 3~5 次，然后用指腹、指尖或手掌按压病变部位，反复数次。对有小关节错缝者，颈椎用旋转提推复位法，腰椎用斜扳旋转复位法。颈椎旋提复位法以 C5 横突偏左为例，患者取坐位，颈部略前屈。术者立于患者背后，左手拇指触及 C5 棘突后固定此处，右手扶持患者下颌，使头向右转 45°，在右手向上提牵的同时，左手拇指迅速用力向右推。腰椎斜搬法同前述腰椎间盘突出症手法。

典型验案

朱海林，男，59 岁，头晕耳鸣，胸闷心悸，下肢乏力，行走不稳，有踩棉花感，口苦，四肢少温，苔薄腻质紫，脉沉滑数。

检查：hoffmann 征阴性，下肢膝腱反射正常，跟腱反射亢进，巴宾斯基征阴性。

MRI 显示：颈 5、6 椎间盘突出，腰 4、5 椎间盘突出。

诊断：颈腰综合征。

中医辨证：气血失和，升降失司，肝经失畅，痰热内扰。

处方：炙黄芪 15g，党丹参 12g，全当归 9g，赤白芍 12g，大川芎 12g，粉葛根 12g，姜半夏 9g，明天麻 12g，甘枸杞 12g，石菖蒲 18g，软柴胡 12g，炒子芩 9g，炒枳壳 9g，炒竹茹 12g，生石决 30g，藿佩根 15g，制黄精 15g，炙甘草 6g，制香附 12g。

二诊：头晕明显减轻，耳鸣、胸闷心悸、口苦已瘥，仍有腰脊酸楚，午后头晕稍多。

原方：减 炒竹茹，藿佩根。

加 山萸肉 12g，嫩钩藤 12g，羚羊角粉 0.5 冲服。

配合手法，1 月后患者症状消失。

按语：颈椎病和腰椎病的病理基础均是椎间盘的退变突出所导致，由于椎间盘的退变是在自然退变的基础上由于各种原因加速退变，最终导致椎间盘纤维环松弛膨出，严重者纤维环破裂，髓核突出或脱出，压迫神经、脊髓、血管而出现症状。因此颈椎和腰椎的退变往往同时发生，颈椎和腰椎也可同时发病，临床上常称为颈腰综合征。该患者头晕耳鸣，考虑为椎动脉型颈椎病，同时可见口苦，胸闷心悸，考虑为肝经失畅，痰热内扰，肝不能养筋，故见下肢乏力，行走不稳，有踩棉花感，此属中医痉证表现。热为阳邪，其性炎上，久则炼津为痰，痰热相结，上扰清窍，故头晕耳鸣，肝失疏泄，胆气上扰，故口苦，痰热内扰心神，则胸闷心悸，苔薄腻，脉沉滑数，均是痰热的表现，由于肝气郁结，阳郁于里，不能通达于四肢可见四肢少温，与阳虚之四肢少温不同，方中以四逆散透邪解郁，疏肝理气，加子芩、竹茹增强泄热之力，加香附增强行气之力加半夏、天麻燥湿化痰，石菖蒲化痰安神，葛根解热生津、解肌舒筋，四物汤养血柔肝，参芪、黄精益气，全方益气养血，清热化痰，使郁热得解，痰湿得化，二诊时仍有午后头晕较甚，考虑为郁热未解，故加用钩藤清热平肝，羚羊胶粉清热息风止痉，从而症状消失，病情痊愈。

第四节　肩关节周围炎

肩关节周围炎是中老年人的常见病，以肩部疼痛，肩关节活动功能障碍，重者生活不能自理为临床主病特征。

病因病机分析：宋老认为，肩关节周围炎系中老年人的常见病，多发病，40~60岁年龄组发病率最高，且体力劳动者较多。由于体力劳动者易受风寒湿邪的侵袭，加之肩关节长期慢性劳损、外伤，中老年人逐渐肝肾亏虚、气血不足，或久病不愈，气血两伤，或因脾气虚，化源不足，不能生化而继见血少，以致气血两虚，或因失血，气随血耗致气血两虚所致。亦有因肾气不足，先天不能滋养后天，而致后天不足，气血亏虚。抑或情志不调，精神紧张，机体气机运行失常，肝气郁结瘀滞，气滞则血

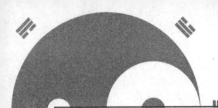

瘀。肩部气滞血瘀不通则产生疼痛，或胀痛，或刺痛。或者过食生冷，损伤脾胃，运化失职，水湿内停，日久湿聚而为痰，形成痰湿，痰浊水湿留于肩部经络筋骨，壅滞气血，则肩部疼痛重着，湿性黏滞，故肩痛缠绵，长期不愈。长年累月积劳损伤或姿势不正，使人体持续劳累，超过了肩部皮肉筋骨的抵御能力和耐受范围，积劳成疾，肩关节周围某一筋膜被拉伤或部分断裂，其功能活动减弱或丧失，日久必然导致其他筋的慢性损伤。血从损伤的筋肉多次微量溢于脉外而又不能被消散吸收，则形成血瘀粘连。肩部外伤，虽由外触，势必内伤，先及皮肉，次及筋骨，皮肉筋骨的损伤，必然导致血溢脉管之外。轻者见周围软组织肿胀，皮肤青紫、肩部疼痛、关节屈伸不利；重者造成肩关节周围韧带、肌腱的撕脱、断裂、肩部剧痛、肩关节功能活动严重受限。加之风寒湿侵袭于肩，导致肩部筋脉挛缩，诸筋协同运动失调，筋肉间粘连，痹阻筋脉，则引起疼痛和功能障碍。

治则治法：补肝肾气血，通阳行痹，调和营卫。

选方用药：黄芪桂枝五物汤加减。

黄芪 30g，淫羊藿 15g，鹿角胶 15g，当归 15g，白芍 30g，桂枝 15g，片姜黄 15g，羌活 12g，伸筋草 20g，红花 10g 威灵仙 12g，没药 12g，山萸肉 15g。

方解：以黄芪为君，补气固表；配桂枝、片姜黄、威灵仙、羌活、伸筋草祛寒温阳通络；淫羊藿、鹿角胶和山萸肉补肝肾强筋骨；当归、白芍、红花、没药养血活血比痛。药症相应，疗效显著。

本方为治疗体质虚弱、气血肝肾不足证肩痹之常用方。临床以肩部疼痛、外展上举及活动不利，恶寒、怕风，舌淡苔白、脉细弱为辨证要点。临证需加减变化。寒盛者，酌加桂枝、黑顺片；风盛者，酌加防风、羌活；痰瘀盛者，酌加瓜蒌、贝母、白芥子、鸡血藤以化痰散结；湿热盛者，加牛膝、薏苡仁、苍术、黄柏以祛湿。配以五步手法治疗,疗效更佳。

第一步:推拿点揉法。患者取坐位,术者立于患侧,左手握住患者前臂,右手拇指推揉患肩以痛点为主,用力点揉,掌揉肩前、肩后,推揉用力要均匀柔和。右手全掌抚按捏拿患肩及上F3,反复数次。然后点揉肩井、秉风,肩髃,肩外俞、肩贞、肩前、濡俞、天宗、曲池、外关、合谷,手法后患肩有温热轻松之感。

第二步:摇肩拉臂法。患者仰卧于治疗床上,医者站立于床头,一手握住病人患肢腕部,一手按在肘部,使病人肘关节成90度角,二手协同用力摇肩,范围由小到大,力量由轻到重,反复数次,然后提起患肢使肩关节与躯体成90°,在此位置上提拉摇肩,然后病人患肢上举过头,术者一手握住患肢腕部向上牵拉,另一手捏拿揉按腋部,使肩达到松解粘连的目的。

第三步:弹拨松解法。患者坐位,术者一手将患肢抬起,握住腕部,以拇指指腹或桡侧面在患肩的压痛点,主要弹拨肱二头肌腱长头、肱二头肌短头、缘突部位,胸大肌前外侧,肩胛骨上外侧缘以及岗上、下肌,大、小圆肌,以解除肩周软组织的粘连,然后沿肌肉走行进行理筋顺筋复平,并在痛点处给以点按镇定手法。

第四步:牵抖伸拉法。患者坐位,术者一手按住患肩,一手握住患者腕部,在稍用力牵引下,作顺时针和逆时针方向轮转摇晃,在牵引的同时反复抖动数次。然后在被动情况下作拨伸外展上举,搭肩内收,后伸抬肩动作,充分活动肩关节。

第五步:抚按肩臂法。治疗手法后抚按,捏拿患侧肩臂数次,手法要轻柔,然后双手揉肩,使肩臂部软组织逐渐放松,手法结束。

上述五步手法连续进行,每次手法治疗 10~15 分钟,日一次,10 次为一疗程。

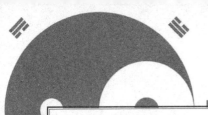

典型验案

石亚丽，女，50岁。平素体弱。因右肩疼痛一月，活动不利来我院诊治。遇寒冷尤甚，右上肢外展后伸上举受限，右肩峰及肩前压痛明显，体质瘦弱。自述抗寒力差，热则体舒。舌淡苔薄腻，脉细弦。给予小活络及理疗后疼痛不减，夜间加剧。

治则：补气血助阳祛寒通络。

处方：黄芪桂枝五物汤加减。

黄芪 30g，牛蒡子 15g，淫羊藿 15g，当归 15g，白芍 30g，桂枝 15g，片姜黄 15g，羌活 12g，伸筋草 20g，红花 10g，威灵仙 12g，没药 12g。

服上药七帖，右肩疼痛大减，夜间睡眠已安，俯行已畅。原方加巴戟天 12g，继进 14 付，嘱加强右肩关节活动。

按语：本病属本虚标实之证。患者人到中年，肝肾渐亏，气血不足，卫外不固，筋骨失去濡养。再兼风寒湿入络，稽留关节，阻碍气血运行，筋脉失和，导致关节疼痛加重及活动障碍。故用补血气通阳行痹的黄芪桂枝五物汤化裁治之，以黄芪为君，补气固表；配桂枝、片姜黄、威灵仙、羌活、伸筋草逐寒温阳通络；当归、白芍、红花、没药养血活血止痛。效果显著。方中牛蒡子这药，老师认为，人体气血不和，运行不畅，易导致气血瘀滞、津液凝积，进而聚积成痰，入于经络则麻痹疼痛，入于筋骨则头项胸背腰骶掣痛。牛蒡子性凉味辛苦，祛痰消肿，通于十二经络、开破痰结、导其结滞、宣达气血、滑利关节。因此，老师在伤科杂病中经常运用，且多奏效。

第五节　膝关节骨性关节炎

膝骨关节炎多发于中老年人,由于其发病与膝关节内的退化性炎性反应有关，故又称为膝关节骨性关节炎、退行性膝关节病。发病时关节软骨发生退变，伴随软骨下骨质增生、滑膜炎症，最终膝关节出现功能障碍。其发病率在四肢骨关节病中居首位[1]。

病因病机分析：宋老认为肝肾气血亏虚为发病之本，风寒湿外邪侵袭是发病之标。但临床病情变化多端，素体体质不同，感邪的轻重及偏胜不同，临床表现亦相异。正邪交争，兼夹痰瘀、湿热等证。随着年龄的增长，肝肾渐亏，软骨及韧带、滑膜的耐受应力降低，加之人体日常跑、跳或者持久行走，应力集中在膝关节，使关节面受到过度磨损，关节腔内容物相互摩擦，出现充血、渗出，从而发生炎性改变。据统计60岁以上的人几乎都或多或少地长骨刺，其中约有20%的人，当膝关节受凉、扭伤、疲劳后，使之局部发生充血、渗出、水肿无菌性炎症改变，而发生膝关节疼痛[6]。其中医的病因乃为："气血肝肾亏虚，肾不主骨，肝不养筋，气为血之帅，血为气之母，肝肾气血不足，筋骨失养，稍有不慎，筋骨磨损严重，导致骨与关节出现退变。加之风寒湿三气侵袭而为膝痹病"，但正气亏虚是发病之本，故注重固护卫表，强调预防为主，防治养结合。古人对此早有许多论述，正如《灵枢·营卫》中曰："老者之气血衰，其肌肉枯，气到涩"。"诸痹……良由营气先虚，腠理不密，风寒湿乘虚内袭，正气为邪所阻，不能宣行，因而留滞，久而成痹"。而从西医学的角度来看，宋老认为：认为膝关节炎是关节软骨和周围软组织退变的共同结果。主要的病理生理变化是：早期以炎性变及炎症介质介导疼痛及肿胀为主，局部剧痛伴有膝关节屈伸不利，行走时有无力；中、后期则是在早期病理生理变化基础上，发生关节韧带的松弛，胫骨内侧平台的塌陷，形成膝内翻，关节生理力线改变而产生疼痛和功能障碍。可出现膝部隐隐作痛，或久治不愈，喜按喜揉，遇劳则甚，畏寒肢冷，肌肉萎缩，发为"痿"证。故在发病早中期急则治标，中药内服注重祛除外邪兼益气通络，气血充

宋贵杰诊疗经验集锦

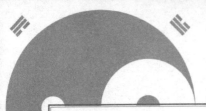

足，正气盛痹可自解；同时配合中药外敷以减轻局部的肿胀；缓则治本，中后期则重调补肝肾，同时配合手法治疗以矫正局部的力线和缓解软组织的痉挛。

临床变化多端，素体阳盛或阴虚有热，感受外邪之后易从热化，或因风寒湿痹日久不愈，邪留经络关节，郁而化热，以致出现关节红肿疼痛、发热等症，而形成热痹。邪气痹阻，凝滞经络，阻滞气血运行，致局部瘀滞，气滞、血凝，津液运行阻滞，化而为痰，痰停留于筋骨关节，为肿为痛，是导致痹证发生发展的重要环节。

综上所述，宋老认为：肝肾气血亏虚为发病之本，外邪入侵为标，治疗应未病先防，既病内外兼治，防治养结合。

治则治法：认识到肝肾气血亏虚为发病之本，外邪入侵为标，兼痰瘀阻络，不通而痛，湿热内蕴，酸困肿胀的特性，在治疗原则上宋老师遵：以补为通，以通为补，通补兼施，补而不使其壅塞，通而不损其正气的标本同治、通痹补虚之原则，采用补肝肾、益气血，祛风寒湿，兼祛痰瘀法。应用时要掌握发作时以邪实为主，邪势颇盛，先治其标，祛邪为主兼以扶正，缓解期以正虚为主，邪气衰落，治以扶正，培补正气，扶正固本，兼以祛邪。根据早中期急则治标，中药内服注重祛除外邪兼益气通络，同时配合中药外敷以减轻局部的肿胀；缓则治本，中后期则重调补肝肾，同时配合手法治疗的原则进行治疗。从整体上把握疾病传变规律，将病变控制在局部，防止恶化。快速而有效地控制疾病发展，整体治疗，全面调养。兼夹气血不足，运化失常，瘀滞脉中及肾阳不化，水湿停滞，久而炼痰，痰瘀互结的患者，宋教授在益气扶正的同时也重视攻逐痰瘀，正如张景岳《质疑录》所云："痰者，身之津液也。气滞、血凝，则津液化而为痰，是痰因病而生也"。其治疗，当以通调为法。既重化瘀通络，又重调理气机，利水化痰[7-10]。

本病临床主要表现为"痛""拘""肿""畸"四大主症，其中以"痛""拘""肿"为最常见，"畸"通常发生在膝关节炎的晚期。其治法可归纳为主要包括"调""温""补""通"四大治疗方法。调即调和、调理、协调之意，主要包括调和营卫、调理脾胃。温法包括温阳散寒、温阳化湿。补法不外乎从气、从血、从精，主要包括补益气血、补益肝肾、补肾填精。

选方用药：补肾通痹汤加减。

黄芪 15g，白芍 12g，熟地黄 12g，当归 12g，秦艽 12g，川牛膝 12g，炙龟甲 9g，鹿角 12g，菟丝子 12g，鸡血藤 12g，补骨脂 12g，山萸肉 12g，炙甘草 6g。

功能：补肝肾益气血，化瘀通络。

方解：方中熟地黄、山萸肉、鹿角胶、龟甲、菟丝子、补骨脂补益肝肾；炙黄芪、白芍、当归益气补血活血；鸡血藤活血通络；牛膝、秦艽祛风通络利关节；炙甘草调和诸药，共奏补益肝肾、益气活血、通络止痛之效。临证时偏湿热盛加苍术、黄柏、牛膝、薏苡仁（四妙散）；偏风寒盛者加淫羊藿、桂枝、防风；膝关节肿胀重者加泽兰，配合消定膏外敷(宋贵杰教授自制院内制剂)；偏疼痛重者加白花蛇舌草。

临证时需兼顾肝脾。现代人工作生活压力大负担重，需要承受巨大的精神心理压力，有些病人长期处于不良情志刺激之中，情志不畅，肝气郁滞，肝之疏泄功能失常，阳气不得生发，筋脉失于温煦，脉寒则气血运行受阻，而致气滞血瘀，不通则痛，此时要配合疏肝解郁之法，给以元胡、郁金。由于长期生活方式不良，饮食不节，过食肥甘，嗜烟酗酒，劳逸失度，损伤脾胃，脾虚失运，痰浊内生，积于血脉，痹阻关节，治宜化痰通络，给以天南星、化橘红、青风藤及陈皮；疼痛缓解后配合手法治疗。

消肿止痛膏（又名消定膏）

组成：紫荆皮、孩儿茶、炒大黄、无名异、丹参、蒲公英、

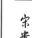

宋贵杰诊疗经验集锦

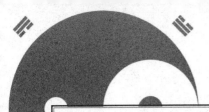

木头灰（朽木灰更好）各等份。

功能主治：功能清热解毒，活血化瘀，消毒止痛，主治关节、韧带、肌腱损伤所致的局部肿胀疼痛。

用法：上药共研，磨成细粉，以蜂蜜3份，药粉1份调成软膏，装搪瓷缸或坛罐备用。

视患者伤部范围大小，取适量药膏，均匀地摊于三层麻纸上，敷于患处，然后用绷带绑紧，胶布粘好，3天换药1次，一般3到6次即可。

消肿止痛膏是治疗筋伤（即软组织损伤）最常用的外敷药，该方具有良好的活血化瘀，消肿止痛的效果。方中无名异味甘咸，性寒，甘补血，咸入血，寒能清热，故有化瘀消肿、止痛生肌的作用。孩儿茶味苦涩，性微寒，苦涩收敛，寒除瘀血做热，所以孩儿茶具有清热消炎，止血散瘀的效果。而大黄、紫荆皮、丹皮也有清热活血，消肿止痛之作用，木头灰价格便宜宜取，清热败毒，凉血止血效果最优，方中以蜂蜜作基质，更增强了软坚化滞，除湿润燥的效能，肢体一旦受伤，局部即有血肿形成，血肿的大小与受伤的程度、部位均有关，而与受伤局部血容量的改变、出血量及其血运更是有着密切的关系，伤后一般一至二日肿痛明显，这属于第一个血容量增加的高峰，其肿胀疼痛是由于受伤局部出血，渗液积聚所致，即中医所说的"离经之血淤滞肌腠，脉道阻塞"不通，不通则痛，随着时间的推移，局部血肿逐渐吸收，充血逐渐减退，紧接着又出现软组织间血容量的第二个高峰，而这第二个高峰的出现正是由于运用了活血化瘀药的治疗，受伤局部的周围组织间有大量的新生血管增殖，促进血管床增大，从而促进局部血肿逐渐吸收和机化。由于消肿止痛膏能改善受伤局部组织两个血容量的变化，所以对软组织损伤有良好的治疗作用。

老师此方在甘肃称为"黑膏药"，因其消肿止痛作用快捷神奇，在兰州地区几乎妇孺皆知，案例不胜枚举。但是要强调一点的是：此方效良不仅在于其"秘方"之神奇，药物本身作用，更在于老师治伤手法的精妙，两者结合，也是老师治伤的重要思想之一。对于膝关节炎，也可配以中药托敷，疗效较佳。常用托敷药如下。

组成：透骨草 12g，五加皮 15g，五味子 15g，山楂 15g，当归 12g，红花 10g，赤芍 12g，生地 12g，羌活 10g，独活 10g，防风 10g，炮附子 6g，花椒 30g。

功能与主治：功能活血化瘀，祛风胜湿，通络止痛。主治颈椎骨质增生，腰椎骨质增生所致的颈、背、腰部疼痛不适，活动障碍。

用法：上药装布袋内，扎紧放盆内，加水煎煮 15 分钟，稍晾温，托敷患处，每次 30 分钟，每天托敷 2 次，每剂药连用 4 次。骨质增生又称骨刺、骨赘、增生性关节炎，以老人为多见。是骨科临床常见的慢性退行性骨关节病，临床上以颈、背、腰发病最高，证属三痹之痛痹，着痹及五体痹之骨痹的范畴。症情顽固，缠绵难愈。中医认为肾主骨，肝主筋，筋附于骨，中年以后，肝肾渐衰，肾虚不能主骨，肝虚不能养筋，加之风寒湿邪侵袭，或是外伤致气血失和，日久则会形成此病。临床表现主要是膝关节、颈、背、腰部疼痛不舒，肢体麻木，活动障碍，久坐、久立及天阴下雨症状更为明显，相应的肢体可伴有放射性疼痛，麻木，活动后加重，目前尚无较为理想的特效药物。用中药托敷剂治疗颈、肩、腰腿痛，本方起到异病同治的作用。方中透骨草、五加皮、五味子、山楂等味酸，舒筋展筋，类似理疗中的渗透液，有缓解肌肉痉挛，改善和减轻周围神经，血管牵张，刺激，压迫的作用。当归、红花、赤芍、生地活血化瘀，通络止痛，羌独活、防风、炮附子祛风胜湿，温阳散寒。花椒麻醉止痛。这样配合，对骨质增生性疾病的肌肉韧带牵张疼痛及神经、

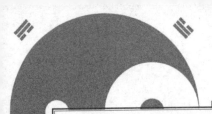

血管压迫，刺激等病理变化都能得到一定程度的改善。

此外，对于膝关节外伤或久病出现膝关节滑膜积液的时候，老师常用蟹墨膏外敷治疗，疗效较好。

蟹墨膏

组成：螃蟹4只，古墨粉60g，麝香10g，炒地龙30g，蜈蚣210g，全蝎15g。

功用主治：功能清热祛风，散结除滞，消肿止痛，主治膝关节损伤、感染、结核等。

用法：螃蟹捣成泥状，除麝香外的其他药物均研成细末，再用研钵磨细麝香，然后加香油适量，最后把上药调匀成软膏。

使用时，取适量药膏，平摊于二层麻纸上，敷于患处，用绷带包扎，胶布粘好。4日换药1次，5至6次即可。若皮肤过敏者，可在伤部先放薄纱布一块，然后再敷药。

螃蟹味咸性寒，有小毒，软坚清热散瘀作用最强，地龙咸寒，散瘀清热，所含蚯蚓退热碱有退热作用，蚯蚓素有溶血作用。蜈蚣咸温，温经散瘀，通络止痛。全蝎毒素有强大的溶血作用，能促进新生血管床的建立，在骨科、外科有着非常广泛的应用前景。麝香芳香化浊，清热解毒作用显著，有着极好的渗透作用。古墨粉凉血止血，淡渗利水，上药配合对膝关节损伤、积液、血肿以及关节增生，变性等有着明显的散结消肿止痛的作用。

典型验案

患者张某，男，67岁，因受凉及行走过多后出现双膝关节疼痛肿胀3天，上下楼梯困难，尤以下楼和下蹲困难，无弹响，活动受限，胃纳二便可。查体：两膝膝眼处压痛（+），挺髌试验（+），抽屉试验（-），麦氏征（+），无交锁。X片示：两膝内外关节间隙狭窄，髌骨边缘增生，双膝胫骨髁间棘变尖。舌质暗红，苔薄白，脉细滑。西医诊断：双膝骨性关节炎；中医诊断：

膝痹；辨证属肝肾亏虚，气血瘀滞，痰湿阻络。以活血散寒配合消定膏外敷为治则。处方：炙黄芪15g，当归12g，川芎15g，赤芍12g，熟地9g，川牛膝12g，桂枝12g，红花9g，鸡血藤12g，秦艽10g，枳壳10g，薏苡仁12g，地龙6g，炙甘草6g，苍术12g，化橘红12g，黄柏12g，汉防己12g。共7剂，水煎服。每日1剂，分2次服。消定膏外敷双膝关节，每日1次。

二诊：用药后疼痛消失，尚有轻度肿胀，睡眠、二便正常。舌苔暗，苔薄，脉细弦。再调摄。处方：龟板15g，鹿角片15g，当归12g，补骨脂12g，青风藤20g，川牛膝9g，骨碎补15g，秦艽12g，黄芪12g，党参12g，桑寄生12g，仙茅15g，仙灵脾15g。共7剂，服用法如前。

配合手法。

①滚揉放松法：患者仰卧，医者位于患侧，先后用滚法、掌根揉法于患膝关节周围及股四头肌处往返施术3~5min。

②点、按腧穴法：姿势同上，医者一拇指端或屈曲的拇指指间关节桡侧点按阿是、犊鼻、血海、伏兔、风市、阳陵泉、委中、承山穴各0.51min，以酸麻胀痛重"得气"为宜。

③拿捏股四头肌法：患者仰卧位，医者以手拇指与其余四指相对用力拿捏股四头肌30~50次。

④拿揉髌骨法：体位同上，医者以五指端捏住患侧髌骨周围，做顺时针或逆时针拿揉动作30~50次。

⑤"筋舒霜"膏摩疗法：筋舒霜作为一种膏摩介质，直接从患病局部给药，通过推拿手法的渗透作用使药物的有效成分被皮肤充分吸收进入血液参与循环，充分发挥药物的治疗作用。

⑥夹胫推肘牵膝法：患者仰卧位，患膝屈膝120°~150°，医者左手手掌置于患膝关节上方，右腋夹持患者小腿，右手自患者膝关节下方穿过，置于左手肘部。右手推动左手肘部，带动膝关节向前运动，右腋部夹持患者小腿往后做相对运动，形成牵伸

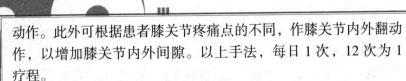

动作。此外可根据患者膝关节疼痛点的不同，作膝关节内外翻动作，以增加膝关节内外间隙。以上手法，每日 1 次，12 次为 1 疗程。

三诊：药及手法后两膝疼痛消失，肿胀逐步消失，已能平地正常用力行走，但不耐久行，单次步行少于 1km。

按语：一诊时患者气血瘀滞，痰湿阻络，痹阻经络所致膝骨关节炎急性发作疼痛、肿胀，宋教授组方从益气理气活血化瘀方面考虑，消肿则加苍术、黄柏、汉防己取四妙汤消肿之义。配合外敷药膏，消肿之力更著。至二诊时患者疼痛基本消失，肿胀减轻；三诊时患者诸恙均缓，已能行走，但行走不能持久，可见肝肾之气得复，却失其厚积，故增加仙茅、仙灵脾等调益肝肾之品，以补益肝肾气血为主，配合手法作用于患膝周围，以舒筋散寒、活血通络，加速局部血液循环,改善关节腔内压力平衡，疏通经络、松解粘连、滑利关节，解除膝关节滑膜嵌顿，使膝关节的运动功能得到改善。同时调动患者的积极主动性，结合患者自我保养和导引锻炼，贯彻三分治、七分养的原则，效果明显。

第六节　第三腰椎横突综合征

第三腰椎横突综合征是指因急性损伤或慢性劳损，所致的以第 3 腰椎横突处明显压痛为主要特征的慢性腰痛或下肢疼痛。亦称第三腰椎横突滑囊炎。此病多见于长期从事体力劳动的青壮年。

病因病机分析：当弯腰持久劳作或者腰部急性损伤未重视时，使第三腰椎横突尖部的腰背深筋膜和骶棘肌受到摩擦，引起第三腰椎横突部炎性肿胀、充血、渗出，进而出现横突周围瘢痕粘连、肌腱挛缩、筋膜增厚、骨膜和纤维组织增生等改变。究其原因主要是第三腰椎横突最长，是腰肌和腰方肌的起点，并且附有腹横肌、背阔肌的深部筋膜。当腰腹部肌肉收缩时，此处承受的应力最大，易使附着处的肌肉发生牵拉，以致局部发生炎性渗出和肿胀。且邻近得腰脊神经后支受到刺激，日久使神经纤维变性，产生腰痛和下肢痛。

治则治法：中药补肾活血通络，配合手法和针刀治疗。

处方：炙黄芪 18g，仙茅 15g，牛膝 9g，鸡血藤 9g，杜仲 9g，赤白芍各 9g，独活 9g，桑寄生 9g，山萸肉 12g，地龙 9g，炙甘草 6g。

方解：桑寄生、牛膝、山萸肉、仙茅、杜仲补肝肾，强筋骨；独活祛下焦风寒湿邪；黄芪补气，地龙通经活络；鸡血藤、赤白芍补血活血；炙甘草调和诸药。共凑补肾活血通络之效。临床应用时，如患者有阳虚症状加巴戟天 12g，淫羊藿 12g；如有阴虚发热症状加熟地、黄柏；如寒湿盛者加桂枝、薏苡仁。

手法：患者俯卧位，术者推揉脊柱两侧的骶脊肌、臀部及按揉腰腿部的华佗夹脊、命门、腰眼、秩边、委中穴、承山穴。再以拇指及中指分别挤压、按揉、弹拨腰 3 横突尖端两侧，于第三腰椎横突处由轻到重，由浅到深，垂直弹拨条索状硬块，以剥离粘连、止痛消肿。再沿患侧的骶棘肌自上而下进行滚搓捏拿 3 分钟，接着用滚法上下往返进行滚动，同时作腰部后伸活动。

针刀治疗：如经过手法和药物治疗后效果不明显，可配合针刀治疗。操作方法：在压痛最明显的地方，用记号笔做好标记。医生穿隔离衣，戴无菌手套和口罩，常规消毒患部后，铺洞巾。按四步进针规程，以刀口线和人体纵轴线平行方向刺入，当针刀接触骨面时，横行剥离，如感觉骨尖和肌肉之间有松动感时立即出针。用干棉球压迫刀口处片刻，贴上创可贴。治疗 1 次即可痊愈，如果仍感疼痛，可于 1 周后作第二次。

宋贵杰诊疗经验集锦

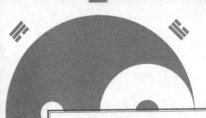

典型验案

黄若玲，女，65岁。反复腰痛8年，加重1年。现病史：有腰扭伤史，腰痛向双下肢放射，翻身困难，遇风寒加重。纳可，夜寐差，二便调。

PE：腰3横突压痛（+），直腿抬高（+－）。

X-ray：第三腰椎横突过长。

舌脉：舌淡，苔薄白，脉细弦。

诊断：第三腰椎横突综合征。

辨证：寒湿阻络，肝肾两虚，气血不足。

治法：祛风湿，益肝肾，补气血。

处方：炙黄芪18g，潞党参15g，牛膝9g，大川芎9g，杜仲9g，赤白芍各9g，独活9g，桑寄生9g，防风9g，大生地9g，炙甘草3g，共7剂。

二诊。腰腿痛减轻，翻身较前容易。舌淡，苔薄，脉细弦。

处方：前方去大生地，加桑桂枝各9g，路路通12g，大蜈蚣3条，共14剂。

三诊。腰痛基本解除，左下肢感轻微疼痛，右下肢疼痛解除。腰3横突压痛（+－）。

处方：前方去桑桂枝，路路通，加仙茅9g，仙灵脾9g，共14剂。

按语： 肾主骨，腰为肾之府。肝主筋，膝为筋之会。肝肾不足，气血亏虚，筋骨失养，故腰部翻身困难。风寒湿邪客于腰部、下肢，故见疼痛，遇风寒加重。《素问·痹论》说："痹在于骨则重，在于脉则血凝而不流，在于筋则屈不伸，在于肉则不仁。"气血亏虚，心神不养，亦见夜寐差。舌脉合证。方用独活祛下焦风寒湿邪；防风祛风胜湿；寄生、牛膝、杜仲补肝肾，强筋骨；黄芪、党参补气；川芎、赤白芍、生地补血活血凉血；甘草调和诸药。二诊时，疼痛减轻。考虑到患者邪客经络日久，故去滋阴之生地，予桑桂枝、路路通祛风通络，大蜈蚣增强搜风通络之功。三诊时，疼痛基本解除，故去二诊时祛风通络之桑桂枝、路路通，加二仙汤增强补肾之效。

第七节　急性腰扭伤

急性腰扭伤是指腰部筋膜、肌肉、椎间小关节、韧带、腰骶关节在活动时因用力不当而突然损伤，致使椎间小关节错位或关节囊嵌顿，以致损伤筋脉，瘀血阻滞，不通则腰痛和活动受限。本病属中医之"闪腰岔气"，多见于建筑工人、搬运或者长期从事弯腰劳作及平时缺乏锻炼者。

病因病机分析：腰骶关节为脊柱之枢纽，骶髂关节乃躯干与下肢之桥梁。当外来暴力集中在这些部位时受伤的机会较多。脊柱完全屈曲时，主要靠韧带来维持躯干的位置。这时如负重过大，易造成局部韧带损伤。比如用力弯腰提物，或者突然闪扭腰部，使腰部肌肉、筋膜、韧带或小关节过度牵拉、扭转乃至撕裂，甚至骨节错缝或滑膜嵌顿。宋老认为，闪腰岔气，损伤经脉，多致气血不通，局部气滞血瘀，阻滞络脉，"不通则痛"，故卒然而痛。治疗当以活血祛瘀，通经止痛。

治则治法：中药活血祛瘀，通络止痛，配合手法以及消定膏外敷。

处方：当归 15g，川芎 12g，赤芍 12g，单桃仁 9g，杜红花 9g，没药 9g，乳香 12g，穿山甲 12g，制香附 12g，瓜蒌根 12g，广地龙 6g，娑罗子 9g，甘草 6g。

方解：当归、川芎、赤芍、没药、乳香、杜红花、桃仁、娑罗子活血祛瘀；香附行气止痛，穿山甲、瓜蒌根、地龙化瘀通络，甘草缓急止痛，调和诸药，诸药合用，使瘀血祛新血生，气机通畅。后期伴肝肾虚者，宜滋补肝肾，加鹿角胶 12g，淫羊藿

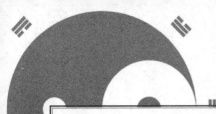

12g。

手法治疗：患者俯卧位，医生自上而下揉按、捏拿脊柱两侧之骶棘肌，以缓解局部肌肉的痉挛；然后按压摩揉肾俞、命门、腰阳关、大肠俞等穴，以通络止痛；伴椎间的小关节错缝或者滑膜嵌顿者，以左侧痛为例，嘱助手和患者面对面，用两腿夹住患者的右大腿，双手压住大腿根部，医生立于患者的左后侧，左手自患者左腋下伸向前，绕颈后，手指压在对侧颈肩部，使患者身体前屈60°～90°，右手拇指推按偏左棘突之后下角，向左旋转45°，并使患者后仰，右手拇指用力推按棘突向右，此时，可感到指下椎体之轻微错动，或闻及复位的弹响声。然后使患者正坐，医生用拇示指理顺棘上韧带和腰肌即可。急性期每日手法治疗一次，如轻者可隔日1次。宋老强调，急性腰扭伤多属于软组织的扭挫伤，平时在工作和生活中应以预防为主，注意动作的协调。发病后应注意休息和腰部保暖，免受风寒，也可佩戴腰围。

中药外敷：手法治疗后，应用老师宋贵杰教授研制的消定膏适量外敷，两日更换一次。

典型验案

常某，女，38岁，工人，因挪动桌子，腰痛剧烈，不能活动。不慎扭伤腰部，当即不能直腰，腰部活动受限，行走不便，外贴奇正炎痛贴不见效。遂被家人搀扶送来医院诊治。

查体：表情痛苦，动则疼痛呻吟，腰部活动受限，向左侧弯腰时疼痛更甚，脊柱后伸明显受限，左侧棘突旁压痛明显，局部肿胀，拾物试验(+)。

舌紫有瘀斑，苔淡红，脉细弦。

X线检查示腰椎轻度侧弯。

辨证：气滞血瘀，经脉阻滞。

治法：益气活血祛瘀，通络止痛。

处方：当归15g，川芎12g，赤芍12g，单桃仁9g，杜红花

9g，没药 9g，乳香 12g，穿山甲 12g，枳壳 12g，瓜蒌根 12g，黄芪 15g，广地龙 6g，娑罗子 9g，甘草 6g，共 7 剂。

二诊。腰痛减轻，腰部活动较前灵活。舌淡，苔薄，脉弦。

处方：前方去黄芪、地龙，加巴戟天 10g，山萸肉 10g，共 5 剂。

三诊。腰痛基本消失，患者弯腰、后伸及侧弯灵活。再前方 3 付。

按语：急性腰扭伤多因弯腰、劳作、搬运重物时，姿势不正，损伤局部筋络，致气血运行不利，络脉阻滞，气滞血瘀，脉络不通，不通则腰痛伴活动受限。故治疗当以活血化瘀通络。正如张介宾《景岳全书》所说："跌扑伤而腰痛者，此伤在筋骨，而血脉凝滞也，宜当归、川芎、桃仁、红花、牛膝、肉桂、玄胡、乳香、没药之类主之。方中当归、赤芍、川芎、乳香、没药、红花、桃仁、娑罗子活血祛瘀，黄芪补气行气；穿山甲、地龙、瓜蒌根破瘀通络；枳壳行气止痛；甘草缓急止痛，诸药合用，使瘀祛新生，气行络通。二诊时患者腰疼减轻，活动灵活，故去黄芪、地龙，加补益肝肾之巴戟天、山萸肉。因肝主筋，肾主骨，，腰为肾之府。肝为藏血之脏，肾为先天之本，肝肾同源，意在增强肝肾之功。三诊时患者症状基本消失，继续给予活血通络，补肝肾之中药内服。

第八节　腰椎骨质增生

腰椎骨质增生是由于腰椎椎间盘退行性病变或增生刺激压迫神经根脊髓或椎动脉所引起的症候群。多发于 40~70 岁的中老年人。临床表现为腰部疼痛，胀痛或刺痛；腰部转侧活动时加剧，伴下肢神经痛，行走不便。

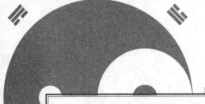

病因病机分析：由于劳损、外伤或姿势不当，当中年以后，腰椎开始退变，退化的椎间盘水分逐渐丧失，椎间隙逐渐变窄，纤维环松弛，向周边膨出，致椎体不稳，纤维环在椎体边缘处发生撕裂，随之髓核之突出，并将后纵韧带之骨膜顶起，在其下面产生新骨，形成骨刺或者骨质增生。另外，局部的受压因素也是引起骨质增生的主要因素。宋老认为，腰椎骨质增生的病理基础是因肾虚久损，气血阻滞，又复感外邪，风寒湿邪相搏，阻滞经络为其病因，故在治法上当以补肾固本，活血化瘀，通经活络，兼祛外邪。宋老根据自己多年的临床经验，自拟抗增生腰丸治疗本病，疗效显著。

治则治法：补肾强腰活血通络。

处方：抗增生腰丸。

肉苁蓉 30g，巴戟天 15g，威灵仙 20g，鸡血藤 30g，补骨脂 20g，全蝎 10g，杜仲 15g，骨碎补 15g，当归 15g，女贞子 12g，丹参 20g，乳香 12g，没药 12g，五加皮 12g，牛膝 12g，炙甘草 6g。

方解：方中肉苁蓉、巴戟天温补肾阳，益气生精，促进机体的生长机能；女贞子补肾阴；阴阳互根互用；五加皮、威灵仙祛风通络止痛，威灵仙尚有软化骨刺的作用；杜仲、牛膝、补骨脂、骨碎补温补肝肾，壮筋骨，强腰膝；且牛膝引药下行，治要退疼痛；丹参、当归、鸡血藤补血养血，疏通经络，促进局部血液循环；乳香、没药、全蝎活血通络止痛；甘草缓急止痛，调和诸药。

配合中药托敷。处方如下。

透骨草 12g，五加皮 15g，五味子 15g，山楂 15g，当归 12g，红花 10g，赤芍 12g，生地 12g，杜仲 10g，独活 10g，防风 10g，炮附子 6g，花椒 30g。

上药装布袋内，扎紧放盆内，加水煎煮 15min，稍晾温，托教患处，每次 30min，每天托 2 次，每剂药连用 4 次。

方中透骨草、五加皮、五味子、山楂等味酸，舒筋展筋，类似理疗中的渗透液，能缓解肌肉痉挛，改善和减轻周围神经，血管牵张，刺激和压迫的作用。当归、红花、赤芍、生地活血化瘀，通络止痛，独活、防风、炮附子祛风胜湿，温阳散寒。花椒麻醉止痛，杜仲强腰膝。这样配合，对骨质增生性疾病的肌肉韧带牵张弃痛及神经、血管压迫，刺激等病理变化都能得到一定程度的改善。

典型验案

陈某，男，51 岁，干部。腰痛 6 年，曾先后多次到外院治疗综合性治疗均无效而来就诊。查体:腰痛，呈胀痛，偶尔刺痛，转侧活动不利，步履十分艰难，平素怕冷，舌质淡、苔薄白，脉细沉。X 线线照片示：L2-5 腰椎骨质增生。

诊断：腰椎骨质增生。

辩证：阳虚寒凝，血瘀气滞，经脉闭阻。

治法：补肾养血活血，通络止痛。

处方：抗增生腰丸，配合中药托敷。

肉苁蓉 30g，威灵仙 20g，鸡血藤 30g，桑寄生 20g，蜈蚣 2 条，杜仲 15g，独活 15g，当归 15g，丹参 20g，乳香 12g，没药 12g，五加皮 12g，炙甘草 6g，共 7 剂。

二诊：腰部疼痛及活动不利明显减轻，继服上方 7 剂，诸症消失。

按语：腰椎骨质增生是中老年人的常见病和多发病，属于祖国医学的"痹症"、"骨痹"范畴。其发病之病因病机比较复杂，但归纳起来主要是肾气不足，感受外邪，经脉阻滞，筋骨失养，气血运行不通畅所致。治疗当以扶正祛邪，标本兼治，采用补肾活血养血，宣痹通络，活血化瘀之法。运用宋老的经验方——抗增生腰丸治疗本病疗效满意。方中肉苁蓉温补肾阳，益气生精，

促进机体的生生之机；威灵仙祛风湿通经络，消肿止痛，舒筋散寒，并能软化骨刺；桑寄生、杜仲温补肝肾，壮筋骨，强腰膝，兼祛风除湿，活血止痛；独活、五加皮祛风胜湿，通络除痹；丹参、鸡血藤当归补血养血，疏通经络之痰阻，促进局部的血液循环；蜈蚣活血化瘀止痛；炙甘草缓急止痛，调和诸药。诸药配伍，共凑补肾养血活血，通络止痛之效。

第九节　髌骨软骨病

髌骨软骨病又称髌骨软化症、髌骨软骨炎、髌骨劳损等，是髌骨关节软骨的一种退行性病变。好发于青壮年，运动员尤其多见，女性发病率高于男性。其特点是髌软骨原纤维性变，鳞片状碎裂，导致软骨糜烂暴露骨质，使髌软骨边缘呈毛玻璃样改变，髌骨关节骨质增生的骨关节病。早期可出现关节不适或酸软无力，以后出现髌骨疼痛，跛行，髌骨下响声，下蹲站起和上下楼梯或慢跑时症状可加重，休息后减轻。

病因病机分析：膝关节是由股骨下端、胫骨上端和髌骨构成的，该关节位置表浅，负重多，所承受的应力大，容易损伤。髌骨也是组成伸膝装置的一部分，髌骨后面软骨与股骨前侧两髁间凹陷形成髌骨关节。由于关节软骨的先天性缺陷，或者髌骨股关节的异常以及患者的年龄、营养、体质等因素改变时，当膝关节不同程度屈曲时，尤其是屈曲度越大，髌股关节面受压越重；股四头肌的力值越大，髌骨关节反力值也越高。因此，膝关节在长期伸屈活动中，由于负重、摩擦、屈伸、扭动等因素，髌骨关节面在较强的压力下致使软骨面被磨损，变得粗糙不平，失去弹性，发生变性，如病变继续发展，关节软骨可发生龟裂，甚至剥脱。

治则治法：活血养血强筋，通络止痛，配合手法及消定膏外敷。

处方：养血壮筋汤加减[19]。

黄芪 15g，当归 10g，熟地 10g，山萸肉 10g，赤芍 12g，狗脊 10g，土鳖虫 3g，五加皮 10g，鸡血藤 10g，骨碎补 10g，青皮 10g，三七粉 3g（冲）；甘草 6g。

方解：方中黄芪、当归、赤芍益气活血养血；熟地、山萸肉、狗脊、骨碎补补益肝肾，因肝主筋，膝为筋之府，肾主骨，肝肾同源；鸡血藤、青皮理气通络；三七粉活血止痛；五加皮、土鳖虫祛风通络止痛；甘草调和诸药。

手法[19]：患者仰卧于治疗床上，医者站立于患侧。首先用松筋理络法:用手掌根或大小鱼际在膝部上下进行推擦，用五指指腹在股四头肌、腘绳肌等肌群处进行捏拿和揉搓;由轻到重松筋理络 3~5min。其次揉捏髌骨:医者用拇指及其余四指相对捏住髌骨两侧缘，用指力作上下左右方向的揉动，同时施以向上的捏提。旨在剥离粘连，滑利关节。研磨髌骨法：医者以手掌按压在髌骨上，缓缓垂直向下用力揉动髌骨，以磨糙凹凸不平之关节面或增生之骨刺，意在促进废物排除和创伤修复，加大髌骨关节间隙。最后医者一手掌根按在髌骨上方(股四头肌腱处)，另一手握住踝上部，令膝关节屈伸活动，每伸直一次，手掌根随即用力向下推刮髌骨一下，反复数次。以进一步松解磨糙，提高膝关节的稳定性。

典型验案

慕某，女，31岁，工人。20天前在工厂半蹲位干活时，突然被同事撞倒，右膝屈曲着地，当即右膝轻微疼痛，休息后缓解。1小时后平地行走和上下楼梯时觉右膝疼痛加重，酸软无力，行走困难。曾去外院治疗，给予舒筋活络片后未见明显好转，隧来我院诊治。

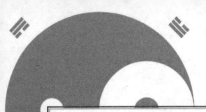

查体：右膝髌骨周围轻度肿胀，压痛明显，伸膝抗阻试验阳性，髌骨摩擦试验阳性。

X线片示髌骨关节面较毛糙。

诊断:右髌骨软骨病。

治疗:养血壮筋汤，14剂。

配合2日一次手法及外敷消定膏两周后痊愈。

按语：髌骨软骨病是临床常见病和多发病，平素应注意预防，提高警惕。一旦发生，应早期诊治。因本病早期症状不严重，容易使病变处在"隐蔽状态"，继而不断发展，甚至发展成髌骨关节炎，致患者膝关节站立、屈伸和行走活动困难。所以，应以预防为主，避免长期、用力、快速屈伸运动。病变发生之后，要及时休息、及时治疗，防止关节软骨退变加重。本病应用中药补肾活血通络，配合手法和消定膏外用，疗效显著。现代研究证明[20]，中药可清除膝关节内部组织中过多的氧自由基，有效地阻止自由基对软骨细胞及其基质的损害。同时，可以改善微循环，从而降低骨内压。

第十节　跟痛症

跟痛症是指因跟骨下脂肪垫炎，跟骨骨骺炎、跖筋膜炎与骨刺引起的跟骨结节周围疼痛和行走困难为主的病症，常伴有跟骨结节部骨刺形成，本病多见于40~60岁的中老年及肥胖之人。导师宋贵杰教授临床治疗跟痛症疗效显著，尤其对胆囊摘除术后的跟痛症治疗方法独到。宋老采用中药内服外敷配合手法治疗胆囊摘除术后跟痛症疗效明显，现总结如下。

病因病机分析：跟骨为足骨中最大的，近似长方形的骨。跟骨下面狭窄而粗糙，有跖长韧带和跖方肌外侧头附着，前端有圆形的隆起跟跖侧韧带的附着。足跟是海绵质、松质骨组织为主，髓腔内静脉窦较大。随着年龄增长，跟骨承受身体负荷，跟骨和足跟部皮肤之间的跟垫组织发生退化，在不断负重或者受重力冲击后，纤维间隔被撕裂，跟骨局部皮质增厚，跟骨结节骨赘形成，且由于跟骨是海绵骨松质组成，髓腔内静脉窦较大，日积月累，长期负重，使跟骨内静脉回流障碍，骨内压增高而缺氧，毛细血管通透性增加，间质水肿而发生跟痛症。

跟痛症属中医学"骨痹""气落底"范畴。中医学认为足跟乃少阴肾经分布之处，肾主骨生髓，故多从肾虚论治。老师认为，胆囊摘除术后跟痛症与胆囊摘除有关。胆为中精之府，内存胆汁，而胆汁的化生和排泄有赖于肝疏泄功能的调控，乃肝之余气，胆囊切除术后胆气虚损，肝胆属木、表里相连，肝肾同源，肝络受损，水生木，子盗母气，导致肾水不足，足少阴经循行于足跟，引发疼痛[21]。《灵枢·阴阳二十五人》曰："血气盛，则跟肉满踵坚，气少血多，则踵跟空，血气皆少，则善转筋踵下痛。"气行则血行，气滞则血瘀，胆囊摘除术后患者长期卧床休息，久卧伤气，气虚不能行血，致使血行瘀滞，加之术后机体正气亏虚，风、寒、湿邪乘虚而入痹阻经络，从而导致足跟脉络瘀滞、筋骨失养，不通则痛，发为本病。故治应疏肝利胆解郁、健脾益气行气活血为主，兼以补肾、养血。宋老主张给予加减补中益气汤合柴胡疏肝散内服[21]。

宋老认为，在治疗胆囊疾患时应尽量采取各种治疗以保全胆囊的功能，避免胆囊摘除术后跟痛症的发生。对于胆囊摘除术后跟痛症的治疗，应充分发挥中医药和手法的优势，减轻患者痛苦，提高生活质量。

治则治法：中医内外兼治配合手法。

中药汤剂内服。药物组成[21]：黄芪 45g，桂枝 10g，白芍 15g，防风 10g，当归 15g，柴胡 15g，升麻 6g，三棱 12g，莪术 12g，胆南星 15g，川牛膝 12g，甘草 6g。加减：腹胀，加枳实

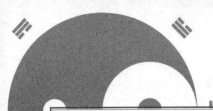

10g、白术 15g；心下痞满，着加法半夏 10g、吴茱萸 6g；腹泻，加白术 12g，茯苓 15g；便秘，加大黄 8g，天花粉 10g。每日 1 剂，水煎 2 次，于早晚饭后 2h 温服。

手法：拇指推揉法：患者坐于方凳上，医生坐于患者对面，令患足搁在医者膝关节上，术者用左手握住患足踝部，用右手拇指将足跟先轻后重地推揉 5min。然后医生用左手握住患足踝部，右手食指屈曲后将近节指间关节顶住足跟疼痛敏感点进行点揉。医生再用两手掌根置于足跟两侧来回搓揉即可。

中药外敷。药物组成：伸筋草 30g，透骨草 30g，红花 15g，川椒 30g，威灵仙 30g，生五味子 10g，海桐皮 15g，防风 6g，乳香 10g，没药 10g。将上药研成细末，加醋、酒适量，以醋、酒 3∶1 将药粉调成糊状，涂敷患处，3d 换药一次。然后做足底滚瓶锻炼 20min，6d 为 1 个疗程，治疗 3 个疗程。

典型病例

患者卞某，男，63 岁，退休干部。反复双侧足跟痛两年余，加重半月，不能行走，站立后足跟痛加重。以右侧为重。追问病史，患者自述于五年前在外院因胆结石行"胆囊摘除术"。两年前开始逐渐出现双侧足跟疼痛，时轻时重，以右侧最为明显，行走困难。曾到多家省级医院门诊治疗，双足行封闭一次，当时缓解，一月后即复发，故建议其手术治疗。此次患者半月前疼痛症状加重，不能远行。慕名前来就诊。查足跟部压痛（+），舌淡有齿痕，苔白腻，脉弦大。X 线片，示：双侧跟骨骨质增生。给予中药内、外敷和手法治疗后好转。

处方：黄芪 30g，川芎 15g，桂枝 10g，白芍 15g，白术 10g，防风 10g，当归 15g，柴胡 15g，升麻 6g，乳香 12g，没药 12g，胆南星 15g，川牛膝 12g，甘草 6g。7 付，每日 1 剂，水煎 2 次，早晚饭后服。

二诊：患者自述治疗后局部疼痛明显缓解，步行约 1km 左右尚能忍受。查体：舌质淡，有齿痕，苔白厚腻稍微减退，脉弦。

处方：原方去乳香12g，没药12g，加茯苓20g，乌梅10g。7付，守效继进。外敷药和手法如前所述。

三诊：患者自述足跟疼痛基本消失，饮食明显好转，二便可。查体：舌质淡齿痕变浅，苔白腻不厚，脉弦不大。处方：原方加竹茹15g，干姜15g，黑顺片12g。7付。

按语：宋老认为，患者年过花甲，肝肾渐亏，复行胆囊摘除术致肝肾更亏。胆囊摘除后，胆汁储流失司，在肝之疏泄功能失常。日久肝木克脾土，使脾气运化不能，渐渐中气陷落，形成"气落底"，表现为足跟痛。故针对发病机理采用疏肝健脾治法。方中黄芪补气健脾；白术健脾；桂枝温阳散寒，温通经络；柴胡、升麻升阳补气，兼有疏肝理气之功效；四物汤养血；乳香、没药活血止痛；川牛膝补肝肾，引血下行；胆南星有引药入胆之意，兼有化痰祛湿之效；防风祛风醒脾；甘草补气，调和诸药。全方补气行气，活血疏肝，使"落底"之气得以提升、经脉阻滞得以疏通。同时用中药外敷足部，以温经通络，祛风除湿，并可借助于药力和热力的综合作用，将中药有效成分通过皮肤透达病所，改善骨内微循环，缓解局部执连，解除疼痛症状。配合手法治疗，具有疏通筋脉，温经散寒，松解粘连，可加速血液循环，提高痛阈的作用。二诊时患者疼痛减轻，但仍舌苔厚腻，为脾虚湿浊留滞，故去乳香、没药，加茯苓健脾渗湿，固护中气，乌梅性酸涩，归于肝脾大肠经，功能柔肝涩肠。三诊时患者仍舌质淡齿痕变浅，苔白腻，系温化功能不足，且患者长期慢性胆囊病变，日久脾肾虚寒，故原方加竹茹、干姜、黑附片以温补脾肾化痰湿，以进一步缓解跟痛症。

宋老要求我们临证时要认真思考疾病发生的病因病机，诊断原因进行治疗，同时要求我们熟读经典，体会经典内容的精华

宋贵杰诊疗经验集锦

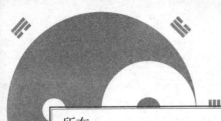

所在。

第十一节　臀大肌粘连

注射性臀大肌粘连症，是由于反复，多次臀大肌内注封药物，致使该部肌肉纤维挛缩，继发髋关节功能障碍的一种常见病症，中医辨辩证属瘀血凝聚，是比较顽固的一种疾病。宋贵杰教授运用中药透入疗法，取得了满意的疗效。

病因病机分析：注射性大肌粘连是一种医源性疾病，多见于儿童期。患儿主要因上呼吸道感染、肺炎、支气管炎、急性扁桃体炎等反复多次接受臀部肌肉注射抗生素引起本病。臀部长期注射药物，由于药物吸收不完全，使药物微小颗粒结晶沉积在局部组织内，臀肌织长期受到刺激，引起化学性，创伤缺血，坏死，变性，萎。继发肌纤维组织增生、粘连甚至挛缩。家长常因注射药物后患儿步态跛行，坐位时双膝不能靠近而就诊。

治则治法：软坚散结，化瘀止痛。

处方：软坚化瘀汤[22]。

芫花 15g，水蛭 6g，伸筋草 15g，羌活 10g，独活 10g，防风 10g，附子 10g，红花 10g，香附 10g，苏木 10g，土鳖虫 10g，延胡索 10g，花椒 30g。

使用方法：诸药装布袋，水煎 15 分钟，晾温，托敷患处，反复托洗 5 至 6 次，以皮肤发胀，变软为度，最后擦干皮肤，适当按摩伤部。

方解：方中土鳖虫、水蛭、芫花均为破血，消坚，化积，有毒的中药，特别是虫类药，物，虽内服有毒，而外用无任何毒副作用。对久瘀症化瘀散结作用最强，瘀结日久，气失温煦，易为风寒外邪入侵，气寒则血凝，方中羌独活、防风、伸筋草、附子温经散寒，香附、红花、苏木行气活血。上药配合，共奏软坚散

宋贵杰诊疗经验集锦

结，化瘀止痛之功，所以对久病旧伤瘀结之疾，选用软坚化瘀汤托敷可取得良好的效果。

配合手法及练功治疗：患儿取俯卧位，医生以大拇指或手掌根着力，在臀部由慢到快轻揉旋转，再点按秩边、环跳、承山、委中穴5min，达到疏经通络的作用。然后拿捏放开臀大肌三分钟。接着医生用拇指指拨挛缩的臀大肌5min；最后用掌根轻揉、手指叩击患处并活动髋关节5min。每日一次，每次15min。每次手法后做髋关节伸曲、内收内旋、下蹲和外展外旋的动作10min。

典型验案

张某，女，13岁。右臀部疼痛6年。患者于6年前因感冒，在臀部注射药物后出现轻微臀部酸牵拉样疼痛，行走时疼痛加剧。查体：脊柱四肢活动可，四肢关节无红肿压痛，下蹲、直腿抬高无明显受限，右臀部外上象限轻度压痛，右侧下肢屈髋内收时轻度受限。X线检查示：髋部骨骼未见明显异常；仅有轻度股骨颈颈干角增大。查体：沿臀大肌走行方向有一硬条索带。

诊断：注射性臀大肌粘连症。

治疗：软坚化瘀汤托敷配合手法及功能锻炼治疗，三周后症状消失。

按语：注射性臀大肌粘连是小儿骨科的常见疾病。对本病的治疗，轻者恶运用中药托敷配合手法及练功治疗，较严重的可用手术治疗。通过前述可知，软坚化瘀汤外敷具有软坚散结、化瘀止痛的功效，配合手法按揉能镇痛解痉，散瘀活血，疏松肌肉；屈伸，旋转手法能调和营卫，理顺经络，分离粘连；叩击，揉搓能调和气血静脉，共同达到消炎镇痛、松解粘连的作用。而练功疗法能加速气血的流通，祛瘀生新，改善淋巴与血液循环，促进瘀肿消散吸收及使使关节、筋络得到濡养，防止筋肉萎缩、粘连。华佗认为："人体欲得劳动，但不得使极尔，动摇则谷气得

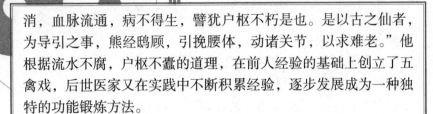

消，血脉流通，病不得生，譬犹户枢不朽是也。是以古之仙者，为导引之事，熊经鸱顾，引挽腰体，动诸关节，以求难老。"他根据流水不腐，户枢不蠹的道理，在前人经验的基础上创立了五禽戏，后世医家又在实践中不断积累经验，逐步发展成为一种独特的功能锻炼方法。

第二章　骨病治验

中医骨病学是在中医理论指导下，结合现代医学知识来研究骨与关节和筋脉、肌肉疾病的发生、发展和其防治规律的一门学科。常见的骨病包括骨质疏松症、强直性脊柱炎、风湿、类风湿性关节炎、痛风性关节炎、股骨头坏死、骨髓炎、滑膜结核、脊柱侧凸和化脓性感染等疾病。临床上可出现疼痛、强直、跛行、畸形、肿胀等症状。

宋老认为，引起骨病的原因很多，主要是在人体肝脾肾脏等腑机能不足，体质较差时，外邪（外感六淫、邪毒、外力、劳损）乘虚入侵，引起气血亏虚，气滞血瘀而发病。正如《诸病源候论·风湿腰痛候》所说"劳伤肾气，经络既虚，或因卧湿当风，而风湿乘虚搏于肾，肾经与血气相击而腰痛"。都说明体虚、外感六淫是骨病的发病原因。《医宗金鉴·痈疽总论歌》曰"痈疽原是火毒生"。感受邪毒，可引起附骨疽、骨痈。骨结核等疾病。因此，在治疗上强调整体观念，辨证论治。以中医基本理论为指导，根据中医学"久病必虚"的理论，补虚泻实。在治疗时应根据病人的具体情况，适当选用以补虚为主，或祛邪与补虚兼顾。配合手法、运动或理疗疗效显著。

第一节　骨质疏松症

骨质疏松症(op)是一种以低骨量和骨组织微结构破坏为特征，

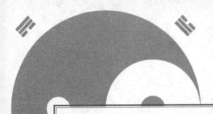

导致骨质脆性增加和易于骨折的代谢性骨病。骨质疏松症是以骨量减少，骨的微细结构退化，骨脆性增加为特征而易于发生骨折的一种全身代谢障碍的退行性骨骼疾病[23]。本病属中医之"骨痿"、"骨痹"范畴。《素问·痿论篇》曰"肾主身之骨髓，……肾气热则腰脊不举，骨枯而髓减，发为骨痿。"临床主要表现为腰背隐痛、酸楚，严重者脊柱侧弯畸形、驼背或腰椎压缩性骨折。本病主要分为原发性骨质疏松症、继发性骨质疏松症和特发性骨质疏松症三大类。原发性骨质疏松症分为绝经后骨质疏松症（Ⅰ型）、老年性骨质疏松症（Ⅱ型）。原发性骨质疏松症主要是由于增龄导致的退行性变和体内性激素突然减少而发病，包括老年性骨质疏松症和女性绝经后骨质疏松症。继发性骨质疏松主要是由于疾病和药物的诱发。特发性骨质疏松多发于 8～14 岁的青少年，一般多伴有遗传病史。

病因病机分析：骨质疏松症因激素调控（糖皮质激素）、不良生活习惯（营养、酗酒、吸烟、运动）、遗传因素以及某些药物的影响，使肠对钙的吸收减少；肾脏对钙的排泄增多，回吸收减少；或是引起破骨细胞数量增多，活性增强，导致骨显微结构破坏、骨小梁变细、穿孔、数目减少、松质骨丢失及骨密度下降、骨脆性增加，或是引起成骨细胞活性减弱，骨基质形成减少。这样，使骨代谢处于负平衡，骨骼变脆而易发生骨折。

宋老认为本病的发生、发展与脾肾的关系较为密切。"肾者水脏也，今水不胜火，则骨枯而髓虚，故足不任身，发为骨痿。"《素问·灵兰秘典论》曰："脾胃者，仓廪之官，五味出焉"。《素问·痿论》曰"肾主身之骨髓。"《素问·痹论》曰"肾痹者，善胀，尻以代踵，脊以代头。"肾为先天之本，脾为后天之本，先天禀赋不足，后天失养，外邪乘虚而入，使气血痹阻，骨失所养，筋骨解堕，发为骨痿。对本病的治疗，宋老强调：不能仅停留在"补肾"上，而应脾肾同补，调和气血。

治则治法：补益脾肾，调和气血。治则治法的确立应以病因病机为依据。对好发于 40~60 岁女性的绝经后骨质疏松症患者，易出血全身或腰背疼痛，甚至，身长缩短和骨折，潮热感，汗出，易激动者，应以补肾阴为主；对好发于 70 岁以上的老年骨质疏松症患者，易出现疼痛、身长缩短，甚至驼背或骨折，伴有形寒，肢冷，肢体乏力者，应以补肾阳为主。有外邪者，兼祛外邪；气血不足瘀滞者，兼补脾脏，必要时配合疏肝的方法。因肝主筋，肾主骨，肝肾同源，肝为藏血之脏。临床常用宋贵杰教授经验方——增骨丸治疗。

处方：增骨丸。

淫羊藿 18g，骨碎补 18g，全当归 12g，潞党参 12g，炙龟板 12g，鹿角片 12g，大熟地 18g，生黄芪 30g，丹参 15g，鸡血藤 12g，仙茅 18g，木香 10g，草薢 10g，三七粉 3g（冲服）。

方解：方中淫羊藿、骨碎补、仙茅温肾壮阳；炙龟板、鹿角片、大熟地滋补肾阴共为君药；黄芪、木香、党参补气健脾生血共为臣药，其中木香有辛香之气，以开胃助纳，兼能止痛。当归、鸡血藤、丹参活血止痛，补血养阴；三七化瘀止痛，为活血之药；草薢祛风除湿，以驱赶外邪，共为佐药。如此标本兼治，使髓得所养、骨得以生，兼有补肝脾肾、活血化瘀之效。

典型验案

颜某，女，64 岁。腰背酸痛一年余。患者腰背酸痛板滞，四肢活动尚可，但疲乏无力，胃纳欠佳，夜寐不安。X 片示腰椎体骨质增生。测定骨密度结果显示骨质疏松。舌淡，苔薄白，脉细。

辨证：脾肾两亏，筋骨失养。

治则：补肾健脾，活血通络。

处方：炙龟板 12g，鹿角片 12g，全当归 12g，潞党参 12g，

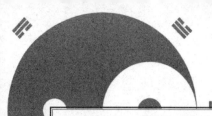

仙灵脾 18g，仙茅 18g，大熟地 18g，生黄芪 30g，淮牛膝 15g，大川芎 12g，补骨脂 18g，炙甘草 5g。

服药 14 剂后，患者腰背酸痛明显减轻，胃纳可，继前方再服 14 付。

按语：原发性骨质疏松症多见于 50 岁以上老人和绝经后妇女。发生原因主要与雌激素、降钙素缺乏、营养失衡、遗传等有关。临床表现为局限性疼痛、畸形和骨折。X 线片可见骨密度减低、骨小梁减少、甚至吸收消失。主要采用药物治疗，目前应用有两大类：一类是抑制骨吸收，一类是促进骨合成。补肾中药及针灸疗法治疗本病有着不可替代的作用，值得临床推广。

骨质疏松症属中医"骨痿"范畴。根据"肾主骨""脾肾相关""血瘀""肝肾同源"等中医理论，认为肾虚是导致骨质疏松症的主要原因，同时与肝、脾及血瘀关系密切。因此在治疗时不能单纯使用补肾法，而应将补肾、疏肝、健脾、活血结合。从西医的角度来讲，本病的发生主要与雌激素、降钙素缺乏、营养失衡、遗传等有关。临床表现为局限性疼痛、畸形和骨折。X 线片可见骨密度减低、骨小梁减少、甚至吸收消失。主要采用药物治疗，目前应用有两大类：一类是抑制骨吸收，一类是促进骨合成。补肝脾肾中药治疗本病有着不可替代的作用。本处方选用龟板、鹿角补益肝肾，滋阴养血，鹿角在《千金方》中称"益气力，强骨髓"；龟板配熟地增强滋阴之功；仙灵脾、仙茅牛膝既能补益肝肾，壮骨强筋，又能舒筋通络；补骨脂补肾中之阳，《玉楸药补》称补骨脂"能温暖水土，消化饮食，升达脾胃"；当归、川芎活血通络，党参、黄芪益气生血，全方阴阳平补，标本同治，共奏补肾壮骨，健脾益气，通络止痛之功。

第二节　强直性脊柱炎

强直性脊柱炎是一种原因不明的，主要累及脊柱、中轴骨骼和四肢大关节炎，并以椎间盘纤维环及其附近结缔组织纤维化和骨化及关节炎强直为病变特点的慢性炎症性疾病。归属于中医学"竹节风""龟背风""骨痹""腰痹""肾痹"等范畴。本病是一种免疫性疾病，属于血清阴性脊柱关节病中有代表性的疾病。本病一般先侵犯骶髂关节，逐渐累及腰椎、胸椎、胸廓和颈椎，炎症常累及滑膜、软骨、关节及肌腱、韧带，引起纤维强直和骨性强直，出现椎间关节间隙模糊、融合甚至消失。有家族聚集现象。强直性脊柱炎起病隐匿，大多先出现下腰痛。临床容易误诊为腰椎间盘突出症。

病因病机分析:本病大多与遗传、感染、免疫环境等有关。内分泌、创伤、代谢障碍及变态反应也被疑为本病的发病因素。但目前本病的病因尚未十分明了，还没有一种学说能正确解释本病的全部表现。很可能是在遗传的基础上受外界环境因素（如外邪、感染）等多方面的影响而发病。其病理改变主要是炎症侵袭韧带附着端及肌腱端，致局部骨赘形成、椎骨终板的破坏和其他改变。从骶髂关节开始，逐渐累及其他脊柱关节，由下而上，不断向上延伸，使椎体韧带钙化，脊椎呈"竹节样"改变。如病变继续发展，致椎体关节破坏及附近骨质硬化；最终发生纤维性强直或骨性强直，肌萎缩及胸椎后凸畸形。

宋老认为，本病的病因可归纳为肝肾亏虚，外邪痹阻。肝肾虚为本病发生的内在因素，风寒湿邪入侵督脉为发病的外在因素。肾为先天之本，主骨生髓；肝主筋，为藏血之脏，肝肾同源；肝肾足则筋骨坚强，邪不可侵。若先天不足或劳累过度，肾水不能濡养督脉，遇阴雨天症状加重，老师认为这是邪气潜伏的

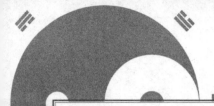

结果。邪气藏于血脉之中，分肉之间，久留而不去。若猝然饮食、喜怒不节，外受风寒，则血气凝结，发而为痹。主要是六淫之邪乘虚入侵督脉，气血凝滞，留而为瘀，不通则痛，致僵硬、强直；毒损骨骼引起关节破坏；外邪久恋则耗伤气血，损伤脏腑，消耗津精，致形体骨瘦如柴、体倦乏力和行走困难，并影响心、肺等重要脏器。因此治疗当以补肝肾，祛风除湿通络。正如《千金要方》所说，腰背痛皆是肝肾虚弱。《素问·评热病论》说，邪之所凑，其气必虚。

治则治法：补肝肾，益气化瘀，祛风除湿通络。

处方：基本方加减。

生黄芪 30g，潞党参 18g，全当归 12g，大川芎 12g，杜红花 9g，单桃仁 9g，生熟地(各)9g，川桂枝 6g，鸡血藤 15g，山萸肉 12g，萆薢 18g，炙甘草 6g，怀牛膝 12g。

方解：方中重用生黄芪，大补脾胃之气以资化源，意在气旺血行，血行瘀络通；当归活血通络；潞党参、川芎、桃仁、红花协同当归以益气活血祛瘀；桂枝、萆薢祛风除湿以治标；鸡血藤、怀牛膝、山萸肉等补肝肾气血以治本，达到扶正祛邪之功。对邪热盛者，可加土茯苓、汉防己、金钱草、蒲公英；对肝肾亏虚甚者，可加鹿角片、仙灵脾、台乌药。

典型验案一

雷某，男性，38 岁，反复腰骶疼痛不利一年余，加重伴活动不利半月。既往无外伤史。患者一年前因劳累后，感受风寒，自感腰骶部疼痛不利，休息后略有好转，自未予重视，症状迁延一月，遂去外院就诊，X 线检查示：双侧骶髂关节炎，血沉：65mm/ 小时，血清组织相关性抗原 HLA-B27(+)。

诊断：强直性脊柱炎。给予消炎镇痛类药(扶他林)口服，一年内患者症状反复发作，两周前复因劳累症状复发，并加重口服消炎镇痛类药，效果不显，二便可，夜寐欠安，胃纳尚可，故来诊治。查体：患者体形偏瘦，面色少华，腰骶部僵直，屈伸活动不利，局部叩击痛(+)，压痛(++)，无放射性疼痛。舌淡，脉细，苔薄白，质紫。

辨证：肝肾不足，风湿痹阻，气虚血滞。

治则：补益气血，强肝补肾，祛风除湿。

处方：生黄芪 30g，潞党参 18g，全当归 12g，赤白芍(各)15g，大川芎 12g，杜红花 9g，单桃仁 9g，生熟地(各)9g，川桂枝6g，汉防己 18g，鸡血藤 15g，山萸肉 12g，粉葛根 18g，炙甘草6g，萆薢 18g，怀牛膝 12g。14 剂，水煎服，日一剂。

二诊：腰骶部疼痛症状已明显减轻，但仍夜寐欠安。查体：腰骶部僵感较前减轻，屈伸活动可，局部叩击痛(一)，压痛(+)，脉细，苔薄白。再以前法，原方加首乌藤(各)9g，酸枣仁 9g。14剂，水煎服日一剂。

三诊：诸恙已瘥，检查：腰骶部屈伸活动可，局部叩击痛(一)，压痛(一)，血沉：14mm/ 小时，脉细，苔薄白。再原方 14 剂，巩固疗效。

按语：本病为强直性脊柱炎，中医辨证为痹症一虚实夹杂。患者先天禀赋不足，加之病久而虚，其既为因，也为果，就痹证之成因，《内经》云"风寒湿三气杂至，合而为痹"，且"病久不去者，内舍与其合也"。该患者病近一年有余，腰骶部僵直疼痛、活动欠利，乃风湿久居，气血痹阻，伤及肝肾，致使单用祛风通络之剂难以奏效，而以滋补肝肾，活血化瘀之剂治疗获满意。正所谓：肝主筋，肾主骨，筋骨坚则邪无所附。再者治风先治血，血行风自灭。气为血之帅，血为气之母，气行则血行，以活血化瘀之品，则气充得以运血，血行则风邪自祛。气血运行则风湿之邪何存。本例以生黄芪、潞党参、生熟地、全当归、鸡血藤、山萸肉等，补肝肾气血之品治其本，以萆薢祛风除湿，杜红花、单桃仁、大川芎、赤芍活血之品治其标，而达扶正

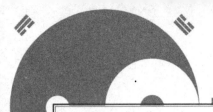

祛邪之功。

典型验案二

常某，女，52 岁，主诉：腰脊反复疼痛 2 年余。现病史：腰脊反复疼痛已有 2 年余，晨僵，两膝关节反复肿胀，四肢关节游走窜痛，左足跟疼痛，局部无肿胀，叩击痛阳性，胃纳二便尚可。体格检查：腰平直，腰椎活动范围减少，前屈 45 度，后伸 10 度。舌淡，苔薄，脉细沉。实验室检查：HLA-B27（+）。影像学检查：X 线提示腰椎曲度变直，腰椎关节韧带骨化明显；CT 显示骶髂关节边缘硬化，间隙尚可。

诊断：强直性脊柱炎。

辨证：肝肾不足，气血失和。

治法：调和气血，补养肝肾。

方药：炙黄芪 15g，潞党参 12g，苍白术各 9g，全当归 9g，赤白芍各 12g，三棱 15g，莪术 15g，鸡血藤 15g，老鹳草 15g，青风藤 15g，制川乌 9g，仙灵脾 12g，首乌藤 18g，益智仁 15g，台乌药 12g，豨莶草 15g，萆薢 18gg，炙甘草 5g，14 剂。

二诊：药后病情已瘥，10 天前，左膝关节突发疼痛肿胀，屈伸困难，二便正常，胃脘作胀，苔薄腻，脉细弦。再前法，拟方（党丹参各 12g，苍白术各 9g，软柴胡 9g，炒子芩 9g，金钱草 18，蒲公英 18g，制香附 15g，炒枳壳 15g，豨莶草 15g，左秦艽 9g，羌独活 9g，灵芝草 15g，八月扎 18g，鸡血藤 15g，补骨脂 12g，大玄参 12g，炙甘草 6g），14 剂。

按语：强直性脊柱炎主要累及脊柱、中轴骨骼和四肢大关节，以腰痛为突出症状，病变以骨关节病变为主。其病在肾府，其损为肾所主之骨骼，其病位深、病程长，一般需要长时间的治疗，宋老认为，本病的病机关键是气虚血瘀，风湿痹阻，肝肾不足，治疗的重点是益气化瘀，祛风除湿，舒筋通络，补益肝肾。全方采用黄芪、党参、白术健脾益气，赤芍、三棱、莪术活血化

宋贵杰诊疗经验集锦

瘀，鸡血藤、老鹳草、青风藤、萆薢祛风除湿、舒筋通络，仙灵脾、益智仁、台乌药、制川乌等补益肾阳，散寒止痛，当归、白芍养血柔肝，取治风先治血，血行风自灭之意，芍药与甘草酸甘化阴，缓急止痛，从而达到标本兼治的目的，由于本病病程漫长，因此要求患者坚持治疗，经过治疗，症状消失，但本病易反复发作，因此，复发时要及时治疗，以防病情发展，由于当时关节疼痛肿胀，屈伸困难，乃湿邪化热，急当清热解毒，祛风除湿，故用柴胡、子芩、金钱草、蒲公英等清热解毒，配以秦艽、羌活、独活、鸡血藤祛风除湿佐以益气补肾之剂，乃急则治标之法。通过本病的治疗，可以发现该病的缓解期，当以治本为主，以益气养血，补益肝肾为主，发作期主要表现为湿邪化热，急当清热解毒，祛风利湿。故对于这种需要长期治疗的患者，一方面要鼓动患者的积极性，使之能很好地配合治疗；另一方面更应当精心调治，将调与治有效地结合，方能取得好的疗效。

第三节　类风湿关节炎

类风湿性关节炎是一种常见的以关节组织慢性炎症性病变为主要表现的全身性，不明原因的自身免疫性疾病。其主要病理改变为滑膜肿胀、渗出、血管新生、T、B淋巴细胞及巨噬细胞等炎性细胞浸润，滑膜细胞肿瘤样增殖，与新生血管形成血管翳，软骨结事和血管翳骨结合，引起软骨和骨组织的破坏，最终导致关节畸形和功能丧失，多见于中年女性，临床特征症状多为对称性，慢性进行性发展。

病因病机分析：本病中医典籍中无"类风湿关节炎"的记载，从其临床表现来看，属于中医"痹证"范畴，与"历节""白虎历节""骨痹""筋痹"类似。中医学认为先天秉赋不足，肝肾亏损、气血虚弱以及寒冷潮湿、疲劳创伤、精神刺激、营养不良是本病的病因和病情反复发作的诱因，由于诸多因素所致其病机较为复杂。《素问·痹论》："风寒湿三气杂至，合而为痹。"《症因脉治·热痹》："热痹之因，阴血不足，阳气偏旺，偶因热极见寒，风寒外束。内经云：灵气相薄；则脉满而痛。此热痹之所由生也。"总之，"风寒湿三气杂至，合而为痹"是痹的总的病因病机。类风湿关节炎为机体阴阳气血不足、风寒湿热之邪乘虚侵袭，以致气血痹阻而发病，病因为外感风、寒、湿、热之邪，其病机为外邪留滞关节内，致气血不畅，经络不通，气血受阻，经脉凝涩不通，或郁久化热，为本病主要病机。宋老认为，RA 属于祖国医学之痹证，历节风范畴。其主要病因是机体正气亏虚，肝肾不足，风寒湿入侵机体，导致气血壅滞不通，痹阻脉络，强调肾虚血瘀在 RA 发病中的重要致病机制。RA 急性期以风湿热症状为主，进入慢性期则以风寒湿痹症状为主，在缓解期稳定期则风寒痹症状基本稳定，但对于一些迁延不愈的 RA 由于正虚邪恋，瘀阻经络，瘀而化热，热炼液为痰；同时还常有明显的气血不足及肝肾亏虚，这就要求在临床上祛邪的同时，还应注意补益气血及肝脾肾，在 RA 的整个病程中，存在着不同程度的血瘀症状。提示临床要不同程度的运用活血化瘀之品。临床因感受风、寒、湿邪及兼夹的不同，又分为行痹、痛痹、着痹、寒湿痹、湿热痹。

治则治法：补肾活血化瘀、温筋通络。

选方用药：益肾蠲痹汤加减。

川断 10g，狗脊 10g，桑枝 12g，鸡血藤 12g，土鳖虫 10g，地龙 10g，制川草乌各 6g，白芥子 6g，仙灵脾 10g，鹿含草 10g，生甘草 10g 组成。

1 剂 /d，第 1 次用水 800ml 文火煎为 250ml，第 2 次用水 600ml 文火煎为 250ml，两次混匀后分服。痛重者加乳香、红花，加强活血化瘀通痹之功，湿重者加海风藤、松节除湿以除痹，气虚者加黄芪、云苓健脾益气；阳虚者加附子、仙灵脾温肾壮阳，热重者加忍冬藤、苤草清热利湿以除痹；增生重者以骨碎补、巴戟天。服药期间忌食生冷。

方解：川断、狗脊、仙灵脾、鹿含草补肝肾，以制川草乌祛寒温经通络以除痹，以鸡血藤活血化瘀，桑枝、土鳖虫、地龙搜风通络；白芥子祛痰；甘草调和诸药，痛重者加乳香、红花，加强活血化瘀通痹之功，湿重者加海风藤、松节除湿以除痹，气虚者加黄芪、云苓健脾益气；阳虚者加附子、仙灵脾温肾壮阳，热重者加忍冬藤、苤草清热利湿以除痹；增生重者以骨碎补、巴戟天强健筋骨，阻止软骨破坏，遏制增生。该方剂补肝肾、除痹邪并重，临床疗效显著，单用此方疗效肯定。以补肝肾减缓或纠正软骨的破坏，以除痹邪的药物除祛痹邪，减缓其炎性反应。

配合敦煌消痹定痛酊外敷。本方由无名异、红花、大黄、防风、威灵仙、薄荷油、松溜油、樟脑等，每毫升药液相当于原生药 2.48g，由甘肃中医药大学附属医院制剂室监制，批号 061025），2ml 涂于患处，每日 3 次。该方由名老中医宋贵杰教授根据敦煌医学卷子中所载"摩风膏方"为主方加以整理分析研究归纳研制的而成。

典型验案

李某，女，55 岁，因双膝关节冷痛半月余来我院诊治。患者双膝关节疼痛，遇冷加重，虽带护膝但仍觉膝关节处凉风习习，行走稍多则疼痛加重，夜间疼痛影响睡眠;素觉腰酸腿软，夜尿频多。查体:双膝关节无红、肿、热及结节。舌淡红稍黯，苔白，脉沉紧。

诊断：寒痹—肾虚血瘀。

治法：补肾养血，温经止痛。配合敦煌消痹定痛酊外敷。

处方：桑寄生 30g，川续断 15g，杜仲炭 10g，补骨脂 15g，骨碎补 15g，当归 12g，白芍 12g，熟地 15g，制川乌 6g，蕲蛇

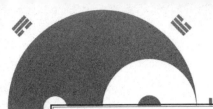

6g，桂枝 10g，川牛膝 10g，炒枣仁 30g，7 付，水煎服。

二诊，服药后，膝关节疼痛、怕凉稍有缓解，走路较前自如，舌脉同前，效不更方，原方再进 7 付。

三诊，经治双膝关节疼痛明显缓解，夜间已能安稳入睡，仍觉膝部冷凉、怕风、口微渴，大便稍干，舌偏红，苔薄黄，脉沉。守上方加玉竹 10g。

四诊，服药后，膝关节疼痛基本未作，能耐受较长路程行走，口不渴舌质淡红，苔薄白，脉沉。守方调理两月，随访未再发。

按语：此例患者以双膝冷痛为主诉，可判知属寒痹，大多医者会从温经散寒止痛着手，经治或可获效，抑或不效。宋老经多年临证发现，对老年性骨关节病患者，治疗中应高度重视补肾养血。王老师认为，肾精血不足，生髓养骨功能衰退，是老年性骨关节病的基本病理基础；劳损过度，外邪乘虚而入，至气血阻滞邪气留恋是老年性骨关节病发生的条件和病理机制。因此，宋老师临证治疗老年人膝关节骨关节病，立补肾养血的基本原则，多在补肾养血基础上进行辨证施治，将补肾养血作为治疗，老年人膝骨关节病的基本法则，临床每获良效。

首诊处方选用桑寄生、川续断、杜仲炭、骨碎补、补骨脂补肾壮骨；熟地、白芍、当归、牛膝养血活血；两组药物从本病的基本病理基础着手，扶正以助祛邪，正所谓"正气存内，邪不可干，牙卜气所凑，其气必虚"；制川乌、薪蛇、桂枝温经散寒止痛，从本病病因着手，祛邪即亦扶正，即"邪祛正安"；炒枣仁养心安神促寐，解因疼痛而夜间睡眠不佳。全方既针对病机治疗，又针对病因治疗，且针对病机治疗所用药物在方中所占比例较重，体现了宋老师临症注重病机治疗，"治病必求于本"，组方用药主次有序轻重明了。由于治疗用药切合病机，故首诊即见效。服药十四剂后，患者出现口微渴，大便稍干，舌质偏红，苔薄黄，考虑温热之药，辛燥伤津所致，故原方加用玉竹10g以滋阴清热，佐制乌、桂辛燥之弊，如此守方进退调理两月，症状消失，随访未再发作。由于本例患者辨证精准，治疗中谨守病机，以补肾养血温经祛寒止痛为治则，守方调理两月而痊愈。导师宋贵杰教授潜心研究敦煌医学多年，以敦煌医学卷子中《亡名氏脉经第二中》（原件现藏法国巴黎国立图书馆，编号为 P3287）所载"摩风膏方"为主方，通过该方辨证分析，结合现代医学知识，在原方基础上，进行剂型改进，研制出敦煌消痹定痛酊。方中无明异为君，主收湿气、止痛。辅以炒大黄、红花清泻湿热、祛瘀镇痛为臣，现代药理研究表明:大黄、红花具有抑制炎症发展，减轻水肿，镇痛，改善人体微循环的功能。从大黄分离出的龙胆大黄酸具有镇痛作用；薄荷油、樟脑油、松溜油等能够促进药物渗入皮肤，促进吸收，提高疗效。

第四节　痛风性关节炎

痛风性关节炎是由于嘌呤代谢紊乱，导致血清尿酸增高，使尿酸盐沉积在关节囊、软骨、滑囊、肾脏、骨质、皮下及其他组织而引起病损及炎症反应的一种疾病。其临床表现为高尿酸血症伴急性痛风性关节炎反复发作，痛风石沉积，病程迁延则表现为慢性痛风性关节炎和关节畸形。本病好发于 30～50 岁的中青年男性及绝经后妇女。平素恣食膏粱厚味，如高脂肪、高蛋白、高嘌呤和饮酒者较易发病。

病因病机分析：现代医学认为痛风是嘌呤代谢异常，引起血尿酸升高，尿酸盐沉淀在结缔组织中所造成的一种疾病。人体内尿酸的生成有外源性和内源性两种，从富含核蛋白的食物(如肝、肾、脑、鱼子、蟹黄、豆类等)分解而来的属外源性；从体内氨基酸、磷酸核糖及核酸等分解代谢而来的属内源性，内源性代谢

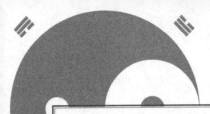

紊乱较外源性因素更为重要。痛风性关节炎可分为原发性和继发性两种。原发性者与家族遗传有关，根据英国文献，有家族史的患者占50%～80%；继发性者可由肾脏病，心血管疾病、血液病等多种原因引起。原发性痛风患者，部分由于酶及代谢缺陷，尿酸生成增加，另一部分主要是由肾脏清除减退所致。继发性痛风一方面由细胞核破坏过多，核酸分解加速使尿酸增加，另一方面大多由于肾小球分泌尿酸障碍，导致对尿酸的重吸收增加，引起高尿酸血症。使尿酸盐沉积在关节囊、滑囊、软骨、骨质、肾脏、皮下及其他组织中引起的炎症反应。如尿酸盐沉淀于关节软骨和骨质内的量逐渐增多，甚至形成细小针尖状结晶的痛风石，则刺激滑膜，发生关节红肿的急性炎症。常在软骨面、耳轮、滑囊周围、腱鞘表面、皮下组织和肾脏间质等处可摸到痛风石。

宋老认为，从中医的角度来讲，痛风性关节炎的发生与风、寒、湿、热、瘀、痰密切有关。从临床上看患者或因过食肥甘厚味，使湿从热化，或因外伤瘀血内停，瘀而化热，痰湿内生，湿热浊毒，闭阻经络而发病；或因外感风湿，郁而化热，湿热瘀滞关节，使关节剧烈疼痛，红肿发热；或因外感风寒，侵袭经络，寒邪久郁化热，湿热凝练生痰，流帘、阻滞气血，痹阻经络而致局部疼痛、肿胀。临床上可分为急性关节炎期和慢性关节炎期。前者多在夜间突然发病，多有饮酒、暴食、过劳着凉、手术刺激、精神紧张等诱因。受累关节剧烈疼痛，常累及拇趾关节，其次为踝、膝关节等。局部出现关节红、肿、热和压痛，全身无力、发热、头痛等。后者常由急性发病转为慢性关节炎，发病关节出现僵硬畸形、活动受限。30%左右病人可见痛风石和发生肾脏合并症以及输尿管结石等。晚期有高血压、肾脑动脉硬化、心脏梗死。少数病人死于肾功能衰竭和心血管意外。

治则治法：急性期宜祛风除湿清痹；慢性期宜调补脾肾、化瘀通络。配合消定膏外敷、理疗和控制饮食，避免饮酒，禁食富含嘌呤和核酸的食物(如肝、'肾、脑、鱼子、蟹黄、豆类等)。还要避免过度劳累和精神刺激等。严重者可服秋水仙碱甚至手术，初用时每次口服 0.5mg，每小时 1 次。第 1 日总量 4～6 mg，至症状控制或出现腹泻等胃肠反应改为维持量，每次 0.5mg，每日 2～3 次。

急性期处方[24]：忍冬藤 30g，虎杖 30g，知母 30g，土茯苓 20g，薏苡仁 25g，地龙 15g，萆薢 15g，威灵仙 10g，黄柏 10g，连翘 12g，败酱草 12g，泽泻 10g，生地 12g，赤芍 12g。

方解：方中生忍冬藤、虎杖、黄柏、连翘、生地、败酱草等清热凉血；赤芍化瘀；地龙通络止痛；薏苡仁、萆薢、威灵仙、泽泻、土茯苓等利湿解毒消肿。

慢性期处方[24]：仙茅 12g，仙灵脾 12g，生地 12g，熟地 12g，肉苁蓉 15g，炒杜仲 12g，白术 10g，汉防己 20g，山药 20g，黄柏 10g，蒲公英 10g，丹参 15g，赤芍 10g，川牛膝 10g，鸡血藤 12g，僵蚕 10g。

方解：方中仙茅、仙灵脾、生熟地、肉苁蓉、炒杜仲、白术、汉防己、山药健脾益肾，扶正固本；黄柏、蒲公英清热解毒；丹参、赤芍、川牛膝、鸡血藤、僵蚕活血化痰通络，散结止痛。

典型验案一

王某，男，41 岁。1 天前因通宵饮酒后出现左脚第 1 跖趾关节红、肿、热、痛。查体：局部发红、发热，触之痛剧，难以入睡，活动受限。伴口干纳差，心烦，胸闷，小便黄，大便干结，舌暗红，苔黄厚腻，脉弦滑。实验室检查：血尿酸值 746μmol/L，血沉 33mmol/h。

诊断：急性痛风性关节炎。

辨证：湿浊流注，瘀阻化热。

治宜清热利湿，通络止痛。口服急性期方剂，每天 1 剂，水

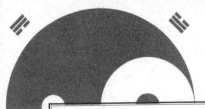

煎分2次服。服药3天，疼痛明显减轻。经7天治疗，红、肿、热、痛全部消失，行走自如，余症明显减轻。两周后改用自慢性期方剂。经治1个月后，复查血尿酸383μmol/L，血沉17mmoL/h。

典型验案二

蔡某，男，32岁，患者自诉双足第1跖趾关节肿痛、畸形5年余。饮酒、进食荤腥食物则疼痛加剧，昼轻夜甚，行动不便，近3天加重，由外地前来就诊。症见双足第1跖趾关节处红肿，畸形，触之有热感，疼痛，伴有腰痛，便溏。X线片示左足第1趾骨近端外侧局部骨质有虫蚀样改变，边缘不规则，骨质密度较低，右足第1跖趾关节跖骨端骨缺损性改变，舌质红，苔薄腻，脉沉弦。血生化检查示血尿酸值620mmol/L。

诊断为慢性痛风性关节炎。

辨证属脾肾两虚，痰湿凝滞，经络痹阻。

治宜补益脾肾，利湿化浊，活血通络。方用慢性期处方，水煎分2次服。服14剂后症状明显缓解，仍有畸形，压痛，腰部酸困，夜尿多，舌质微红，苔薄自，脉沉细。复查血尿酸mmol/L。上方研末，每次9g，每天3次冲服。一月后复诊，诸症悉消，步履正常。

按语：痛风性关节炎是由于长期嘌呤代谢障碍，血尿酸增高导致尿酸结晶沉积在结缔组织而致的一种疾病。主要表现为反复发作的关节红、肿、热、痛及痛风石的形成，严重者可导致关节畸形和功能障碍。本病的发生虽为湿浊内蕴，痹阻经络关节为病，但湿浊为标，正虚为本，脾肾万虚乃为发病关键。肾主骨生髓，为水脏，藏精，司开合，为先天之根；脾主运化，腐熟水谷精微，为后天之本。脾肾亏虚，水液不运，日久影响气血运行，使气血痰湿结聚关节经络而为患。急性期宜清热利湿，通络止痛；慢性期应补益脾肾，利湿化浊，活血通络。中西医在本病治疗方面均积累了一定经验，主要从饮食调理、中药疗法和消定膏外敷方面综合治疗；严重时配合西药疗法和手术疗法。目前，痛风性关节炎发病率有逐年上升的趋势，所以正确运用分期辩证治疗本病具有重要的意义和价值。

第五节　骨髓炎

　　骨髓炎是因化脓性细菌侵入骨骼而致其感染的疾病。早在《灵枢·痈疽》记载："热气淳盛，下陷肌肤，筋髓枯，内连五脏，血气竭，当其痈下，筋骨良肉皆无余，故名曰痈"《诸病源候论》中首次使用了"附骨疽"和"多骨疽"两种病名。临床常见的是急性和慢性化脓性骨髓炎。本病多由身体其他部位的化脓性感染病灶中的细菌经血液循环至骨引发骨感染；或者邻近组织的化脓性感染细菌直接蔓延到邻近的骨组织引发的骨感染；或者因开发性骨折端被细菌直接感染或骨科手术过程发生的骨感染引起。

一、急性骨髓炎

　　急性骨髓炎是由化脓性细菌感染经血液循环侵袭骨髓内结缔组织所引起的骨髓炎症反应。也有少数患者是因继发于开放性骨折，或病发骨髓邻近组织感染经扩散感染骨髓所致[25]。古称附骨痈、贴骨痈。中医将急性化脓性骨髓炎归属于痈，其病因为"外邪贼风"，属性热，病位在骨。本病多见于 10 岁以下儿童，好发于四肢长骨的干骺端，短骨、扁骨及脊柱也可发病。

　　病因病机分析：本病常见的致病菌是金黄色葡萄球菌，其次为乙型链球菌和白色葡萄球菌入侵，致骨质破坏、坏死和新骨形成。本病大多数发生在血运丰富的长骨的干骺端，因此处细菌易停留。当外伤后，干骺端毛细血管出血，全身抵抗力降低，易受

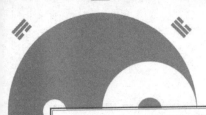

感染；或因身体其他部位有活动性病灶，此处的细菌随血液循环传播至骨内，在干骺端生长繁殖，形成感染病灶。随着病情的发展，如果身体抵抗力强，细菌毒力低或治疗及时，则炎症得以吸收痊愈；如果身体抵抗力与细菌毒力相当，炎症局限，则形成局限性脓肿；如果身体抵抗力弱，细菌毒力强、治疗不及时，则病灶内的脓液经哈佛氏管和福克曼氏管达骨膜下，形成骨膜下脓肿。或穿破干骺端的骨皮质，达骨膜下，形成脓肿，再经哈佛氏管和福克曼氏管进入骨干骨髓腔。骨膜下脓肿继续增大可穿破骨膜，进入软组织，形成蜂窝织炎或染组织脓肿，然后穿破皮肤，流出体外，形成窦道。此后急性炎症的症状逐渐消退，形成弥漫性骨髓炎。

从中医的角度来讲，宋老认为，体虚之人，受六淫之邪外袭，邪气入内化热成毒，或外伤、疖肿、疔疮等走黄，疽毒内陷，或伤寒等病后余毒不尽，或染毒损伤，其毒深窜内里，搏结于骨节、筋膜，致气滞血凝，经络阻塞所致。对于急性骨髓炎患者，邪毒旺盛始终是本病的主要矛盾，故在治疗中应以清热解毒，托里合营为主。

治则治法：中药清热解毒，补益气血，托里合营。配合托管散外敷及生理盐水 250ml+ 青霉素钠 400 万 U 静脉滴注，1 日 2 次，5d。若邪毒盛实，药物难达病所，虽经治疗，病情不见好转者，需急行切开引流冲洗，以引邪外出，减轻髓腔内压。

处方：皂角刺 20g，紫地丁 15g，穿山甲 15g，黄芪 15g，金银花 15g，连翘 15g，蒲公英 15g，鱼腥草 15g，陈皮 15g，川楝子 12g，当归 10g。

方解：方中皂角刺、紫地丁清热解毒；黄芪益气健脾，当归养血；穿山甲软坚散结；且黄芪、穿山甲、皂角刺配合以托里合营；金银花、连翘、蒲公英、鱼腥草清热解毒；陈皮、川楝子行气止痛。诸药合用补益正气、清理邪毒之目的。若热毒盛者，可加芒硝泻下以釜底抽薪；若兼脾肾不足，可加白术、补骨脂。

脱管散是甘肃中医药大学附属医院院内制剂，2g/瓶，甘药制字 204010880)，由轻粉、枯矾、宫粉、麝香、冰片组成。用法:外用少许，吹敷患处，纱布包扎。每日换药一次。

本方由 5 味药组成。其中轻粉辛寒，燥烈有毒，外用攻毒杀虫，生肌敛疮。用于疥癣、梅毒、疮疡溃烂。宫粉甘辛寒，有毒，具有消积、杀虫、解毒、生肌作用。外用于疥癣、痈疽、溃疡、口疮。两药分别为君臣，均有毒,取"以毒攻毒之意"共奏攻毒杀虫、生肌敛疮之效。枯矾由明矾煅烧而成，酸寒，具有解毒杀虫，燥湿止痒之功，可治一切痈肿恶疮。麝香辛温，外用于疮疡肿毒，能行血分之滞，有消肿止痛之效。冰片辛苦微寒，外用能清热解毒，防腐止痒。5 药合用共奏化腐生肌之效，治疗一切疮疡破伤。在治疗疮疡破伤、溃疡、乳痈、臁疮等疾病方面安全可靠,疗效显著。制成散剂，具有容易分散和奏效迅速等特点，且制备方法简单，剂量容易控制，性质稳定，安全无毒副作用。

典型验案

患儿，男性，9 岁。突发左上肢红肿、热痛、活动受限 1 天。查体：患儿神志清，精神尚可，左上臂肿胀、肤温较高，周围广泛性压痛，左上肢伸屈活动受限，舌质红、苔黄，脉洪数。实验室检查：白细胞 11×10^9/L，血沉 112mm/h。

诊断：急性骨髓炎。

辨证：热毒蕴结，气血不足。

处方：人黄 20g(后下)，芒硝 15g，鱼腥草 20g，皂角刺 20g，穿山甲 15g，黄芪 15g，金银花、连翘、蒲公英、木香各 12g，乳香、没药各 9g，白术 12g，骨碎补 12g。

方解：方中大黄清热泻火通便；芒硝泻下以达到釜底抽薪之功；金银花、连翘、蒲公英、鱼腥草清热解毒；黄芪、穿山甲、皂角刺配合以托里合营；乳香、没药活血化瘀，木香理气活血；

宋贵杰诊疗经验集锦

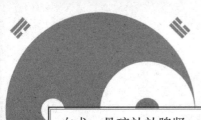

白术、骨碎补补脾肾，益气血；共奏清热解毒、托里合营、补益气血之效。配合托管散外敷及生理盐水 250ml+ 青霉素钠 400 万 U 静脉滴注，1 日 2 次，5d。然后液体改为 10% 的葡萄糖注射液 250ml 加维生素 C 2g 静脉点滴 5d。2 周后症状完全消失。白细胞 5.2×10^9/L，血沉 14mm/h。X 线检查未发现死骨及死腔。

按语：急性骨髓炎相当于祖国医学的"附骨疽"、"贴骨疽"，多因正气虚弱，外邪乘虚入里，络脉被阻致气滞血瘀、经脉不通;或小儿先天不足，复感毒邪；或因由所伤，使气不得升、血不得行，凝滞经络而发病。因而该病的形成主要与热毒入里、外伤感染和正气不足有关。病机特点以邪实正虚。故应补虚泻实。同时，配合中药脱管散疗效显著。实验研究证明，脱管散具有抗菌、抑菌、改善局部微循、促进组织的修复以及增强局部的免疫力作用。曹林忠[26]对脱管散体外抑菌实验表明脱管散对金黄色葡萄球菌具有较强的抑菌作用，最小抑菌浓度为 0.005g/ml，但对绿脓杆菌在各种浓度下均无抑菌作用。脱管散中的冰片经现代药理研究有不同程度的抗菌、抑菌作用，不但能杀灭部分细菌，而且抑制了细菌的繁殖生长。它不同于抗生素，在一定程度上避免了耐药菌株的出现，从而有利于控制病情发展，促进创面愈合。局部微循环障碍是慢性骨髓炎长期不愈的重要原因之一，微循环血流的改善使更多的药物作用于局部，使之与致病菌有了更广泛的接触，从而可充分发挥其作用为减轻病损，为组织修复创造了条件。脱管散治疗组显示病灶周围肉芽组织增生明显，毛细血管增多，说明脱管散能增加创面毛细血管的通透性，有改善局部微循环的作用，有利于机体的免疫系统发挥作用，加大其控制炎症和促进组织修复的调控作用，血循环的改善可帮助去除病灶组织的坏死碎片及代谢产物，以利组织修复。曹林忠[27]通过对成年雄性 SD 大鼠皮肤创口实验研究，治疗组用脱管散换药，对照组分别单纯进行清洁换药、仅清理创面更换敷料。结果显示脱

宋贵杰诊疗经验集锦

管散能调节创面愈合不同时期生长因子的含量，通过启动生长因子的分泌和刺激生长因子的增多使愈合的速度和质量发生明显变化，进而加速修复进程使创面愈合。张晓刚[28]等通过实验研究证明脱管散药物中祛腐生肌中药使局部坏死组织崩解，增加了创面中炎性细胞的数量，致使炎性细胞分泌各种生长因子，加速胶原的沉积，促进伤口的愈合和瘢痕的形成。研究分析显示脱管散在创伤修复的生理基础之上对生长因子具有双向调节作用，在一定程度上促进创缘上皮细胞的爬行，从而使创伤修复的速度和质量得到提高，促进创伤修复。脱管散的作用侧重于提高人体病变部位的免疫力，利用人体的免疫系统杀灭致病菌，祛腐生新，改善局部微循环，从根本上解决病人局部组织生长缓慢的过程，并且不会产生耐药菌株。免疫功能的提高，一方面使血中的中性粒细胞、单核巨噬细胞吞噬和杀菌的功能增强；另一方面，病灶局部的单核巨噬细胞、淋巴细胞可分泌一系列细胞因子和生长刺激因子，参与调节组织细胞的分裂、增殖、血管再生，促进创面愈合与修复[29]。为此，我们经过中药内服，抗生素的使用以及脱管散外用改善局部微循环，提高机体免疫力，调解创面生长因子，促进创面愈合作用。疗效较单纯病灶清除术或单纯应用抗生素疗效更好。

中西医并用是治疗本病的有效方法，恰当的治疗时机是治疗此病的关键。如果能及时、正确的诊断和恰当的治疗，多能在急性期治愈，而不致发展到慢性期。

二、慢性骨髓炎

慢性骨髓炎是由急性骨髓炎治疗不得当或不及时转变而来的。慢性骨髓炎是骨科常见病，疑难病，属于中医"附骨疽"的范畴，多发于长骨骨干，其发病具有病程缠绵、反复发作、长期不愈，病程迁延的临床特点。常出现脓腔、窦道、死骨、骨质硬化等，病灶可涉及整个骨组织及其周围软组织，大多数患者就诊时有慢性溃疡或窦道形成，所以治疗周期较长，疗效较差[30]。近年来随着科技的进步，交通的发达，开放骨折及手术患者也越来越多，术后感染的患者也逐步地增加，导致骨折后不愈合或感染的现象越来越多，故慢性骨髓炎患者呈逐渐增多的趋势。

病因病机分析：慢性骨髓炎致病菌大多数为金黄色葡萄球菌，由于窦道形成，绝大多数病例表现为混合感染。近年来革兰阴性菌引起的骨髓炎增多。当致病菌导致骨膜下脓肿形成时，被剥离的骨膜形成一层新骨，逐渐增厚形成包壳，使骨干失去来自骨膜的血液供给，骨内的供血滋养血管因炎症而形成血栓，骨内供血阻塞，形成死骨，小块死骨可被吸收或经窦道排出，大块死骨留在内，使窦道口不能闭合。窦道将病灶与外界相通，窦道口表皮会内陷生长深入到窦道内。窦道部软组织长期受到脓汁的刺激可恶变为鳞状上皮癌。一些大的腔隙内可有致病菌潴留，在一定条件下可被激发引起感染复发。由于脓汁刺激，周围正常骨增生硬化，外周骨膜在刺激下形成骨壳样新骨。骨壳常有多个孔道与髓腔相通，排出脓汁及死骨碎屑。

中医学认为骨髓炎主要是由于邪毒壅遏附骨，导致经络阻塞，气血阻滞，而这也是慢性骨髓炎初期发病的主要病机；后期由于邪毒化热、腐肌伤骨，这是病情的进一步发展的主要病机；所以说正虚邪实是本病的病机关键。宋老师认为对于早期的骨髓炎患者，邪毒旺盛是本病的主要矛盾，故在治疗中应以清热解毒，祛腐生肌为主。但是慢性骨髓炎病程缠绵，日久不愈则"久病多虚"，导致全身的正气虚弱，使全身精气匮乏，患处失于濡养而难以愈合；正气虚弱，无力对抗邪气使本病经久不愈，反复发作，致使消耗了人体大量的营养物质，对机体产生慢性消耗性损伤，所以骨髓炎后期会产生贫血、低蛋白血症等各种并发症，进而降低了机体的免疫力，使全身及局部的抗病、抗菌能力明显下降，这些因素都对慢性骨髓炎的治疗增加了不利条件，导致患者肢体窦道长期不愈合，持续渗出脓液。因此，宋教授在临床上治疗慢性骨髓炎时，在清热解毒的同时注重补益气血，以改善机体的营养状况，临床上多采用金银花、菊花、蒲公英、皂角刺等药物以清热解毒，并采用当归、黄芪等药物以补益气血。同时嘱患者多食高蛋白食物，或在静脉给予营养支持，补充维生素，尽可能地提高患者的身体素质，增强患者的正气，使病情得以控制。宋老师根据自己多年治疗骨髓炎的临床经验，参照《中医临床诊断术语·证候部分》将慢性骨髓炎的证型分为热毒炽盛型、痰瘀互结、气阴两虚型三型。临床常用清热解毒的基本方加减。

治则治法：清热解毒，散结化瘀，通络止痛。

处方：二花 20g，野菊花 15g，皂角刺 9g，蒲公英 12g，白花蛇舌草 25g，紫地丁 12g，连翘 10g，金银花 10g，玄参 15g，土鳖虫 15g，赤芍 9g，甘草 3g，守宫 1.5g，炙全蝎 3g。水煎后早晚二次分服，每天一剂，7 天为一疗程。

方解：本方以二花为君药，入肺、心、胃经，善治痈肿疮毒，为痈疮疔毒之要药；野菊花入肝经，主清肝胆之火，两药相配以清气分热结；皂角刺通行经络，溃坚决痈，可使脓成即溃；赤芍行气通络，活血散瘀，消肿止痛，气行则营卫畅通，营卫畅通则邪无滞留，使淤去而肿消痛止。白花蛇舌草，本品苦寒，有较强的清热解毒作用，主治痈肿疮毒，内服外用均可，常与金银花、连翘相互配合使用。连翘善于清热解毒、消痈散结，本品既能解疮毒，又能散气血凝聚，故有"疮家圣药"之称。玄参长于清热解毒，多用于痈肿疮毒，亦常与连翘、银花及紫花地丁等同用，亦有凉血滋阴之功，正如《本草纲目》中所讲"玄参，滋阴降火，解斑毒"，本方中与连翘、白花蛇舌草、蒲公英、紫花地

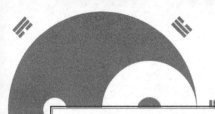

丁、皂角刺、赤芍等共为臣药以增清热解毒、化瘀通络之功。土鳖虫具有逐瘀、破积、通络、理伤以及接骨续筋、消肿止痛等功效，是伤科常用要药。全蝎具有攻毒散结、通络止痛之功，治疗诸疮肿毒。守宫具有祛风、活络、散结之功效。故本方中以土鳖虫、全蝎及守宫共为佐药，增加通络散结、化瘀止痛之功。甘草为使，助清热解毒，并调和诸药。黄芪以骨疽消炎汤组方严谨，诸药合用，共奏清热解毒，散结化瘀，通络止痛之功。对于热毒炽盛型，加用野菊花 15g、天花粉 15g、黄连 10g，以加强清热解毒的功效；对于痰瘀互结型，加用白芥子 15g、胆南星 10g、半夏 10g 以加强化痰祛瘀的作用；而对于气阴两虚型患者加用黄芪 30g、生地 15g、麦冬 15g 以益气滋阴。通过治疗，在临床上均得到了满意的疗效。

　　配合使用抗生素。宋老认为，在控制感染方面，临床上主要是应用抗生素进行治疗，但是现在由于抗生素的滥用导致的慢性骨髓炎患者也逐渐增多，所以不完全依靠抗生素来控制感染，因为多数患者在多次治疗过程中已使用了多种、大量的抗生素，有耐药的可能，所以单纯的一种治疗方案对该病的治疗效果不佳。并且，诸利刚等[31]认为在常规的西医治疗基础上配合中药内服和外敷来治疗骨髓炎效果会更好。而老师认为中药不仅具有调理全身脏腑功能的作用、加强机体的免疫力、改善全身的营养状况，并可以减少细菌的耐药、降低西药的毒副作用从而提高临床治疗效果，降低本病的复发率。在临床治疗中以活血化瘀、清热解毒为治疗原则，多采用中药口服治疗，并且同时配合使用脱管散外敷、灌洗乃至手术刮骨等治疗方法，这样就可以有效地解决长期使用抗生素所引起的耐药问题，并且临床效果明显。

典型验案

　　李某，女，51 岁，患者 30 年前的一个秋雨季节，在农田里看瓜，坐卧湿地，渐觉左下肢疼痛，活动不利，日渐加重。因家境贫寒，医治不力，半年后左股骨下端外侧破溃流脓，淋漓不尽。1月后，破溃处流出 1cm×2cm×1cm 腐骨 1 块，此后伤口处疼痛，且走路跛行。曾于 7 年前及 2 年前各复发 1 次，遍用中西药物治疗均无明显效果。此次又于两周前发病，症见：左股骨下端近膝关节处红肿热痛，触痛明显，左下肢活动受限，夜间因痛甚而不能入睡，纳差，二便尚可，舌质红、苔黄腻，脉象濡数。血象:白细胞总数 $15×10^9$/L，中性粒细胞 0.75，淋巴细胞 0.21。X 线拍片示骨质破坏。

诊断：慢性骨髓炎急性发作。

辨证：属阳证，其病机为热毒炽盛，湿热瘀血壅遏。

治宜清热解毒利湿，和营消肿溃坚。予二花 20g，野菊花 15g，皂角刺 9g，蒲公英 12g，黄连 25g，天花粉 12g，连翘 10g，当归 10g、金银花 10g，玄参 15g，土鳖虫 15g，赤芍 9g，甘草 3g，守宫 1.5g，炙全蝎 3g。14 剂后，患肢疼痛减轻，患处红肿渐消。继用上方加黄芪 30g、生地 15g、麦冬 15g，又进 10 剂而病愈，随访至今未复发。

按语：本病致病原因不外内外两端，内因正气不足，外因感受风寒湿邪，或病后余邪湿热内盛，或跌打损伤，致营卫不和，气血凝滞，经络受阻而成。病变以湿热、火毒为主，治宜清热解毒。辨证属阳证者用之疗效确实。但最应注意在毒盛火炽之时，不能误投温补之品，以免犯"实实"之戒。如伴有虚证，即当配合补益，以当归活血和营，皂刺消散穿透，直达病所，软坚溃脓。随着病变的发展，后期气阴两虚，故加黄芪 30g，生地 15g，麦冬 15g 以益气滋阴。同时，宋老强调，对严重的慢性骨髓炎患者，彻底清创，控制感染是治疗的关键。宋教授认为，慢性骨髓炎患者在治疗中，清创是最主要的治疗手段，并且必须要做到彻底的清创，要尽最大可能地彻底清除所有炎性肉芽组织、无血运的硬化骨以及死骨，包括皮肤疤痕组织，这样才能更有效地预防

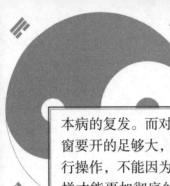

本病的复发。而对于有窦道的骨髓炎患者在清创开骨窗时要求骨窗要开的足够大，这样使得清创操作能够在明显暴露的视野下进行操作，不能因为担心骨缺损或者皮肤缺损而姑息操作，只有这样才能更加彻底的清除坏死组织，使得病情得以控制，防止复发。老师还认为在手术清创过程中如果很难保证完全清除炎性肉芽组织、死骨以及病灶，就不要在一次手术结束后就立即封闭伤口，这样容易导致未清理干净的细菌再次生长、繁殖，导致病情反复发作。这也是许多慢性骨髓炎患者进行多次治疗，并且都不能完全治愈的主要原因。因此若窦道内流出脓液较多、预计一次清创不可能彻底，一定不能一期进行植骨，此时，伤口用引流管引流，到引流出的液体清亮时，待创面的坏死组织、分泌物彻底清除，新鲜的肉芽组织填满创面的基底，此时可以进行再次病灶刮除，并且抗生素人工骨植入，这样才可以进行缝合。这样可以有效的控制感染，才能取得显著的临床疗效。

第六节　膝关节滑膜结核

膝关节滑膜结核多由滑膜感染引起，早期诊断并积极治疗滑膜感染，是预防本病的重要步骤。

病因病机分析：当人体正气虚弱，或者儿童稚阴稚阳之体，气血未盛，或因先天禀赋不足，肝肾亏虚，后天失养致髓弱骨嫩；成人劳力过度，伤及脾胃或房劳过度、遗精带下；或闪挫跌仆，或为风寒外邪客于经络，瘀血阻滞，邪毒与气血搏击，益损阴津，损筋腐骨，致肾亏骨空。正气虚亏，邪毒乘虚而入。结核杆菌侵入体内，潜伏于滑膜是致病的直接原因。滑膜受累后充血、水肿、增厚，关节内有浆液性渗出液。继而表面增生，深层有干酪样坏死和小的活化脓灶。

治则治法：清热祛风、解散结滞，补益脾肾。

处方：龟娱阿蝎汤内服，蟹墨膏外敷[32]。

龟娱阿蝎汤：龟板 12g，蜈蚣 9g，全蝎 6g，阿胶 12g，黄芪 12g，蛤蚧粉 9g，薏苡仁 6g，桃仁 9g，赤芍 12g，土茯苓 9g，黄精 9g，甘草 6g。

用法水煎服，每日午、晚饭后服用一次，一日一剂。

加减法：若发热疼痛者，去黄芪、薏苡仁，加连翘 30g 三七粉 3g；若食欲减退，消化不良者，去桃仁、蛤蚧加山药 12g，白术 9g，陈皮 9g，酸枣仁 12g。

方解：方中龟板、黄精、蛤蚧补益脾肾；黄芪、阿胶、桃仁、赤芍益气活血养血；蜈蚣、全蝎搜风通络；薏苡仁、土茯苓除湿热利关节；甘草调和诸药。

蟹墨膏：海螃蟹或淡螃蟹 4 只，古墨粉 60g，麝香 10g，炒地龙 30g，蜈蚣 210g，全蝎 15g。

用法：螃蟹捣成泥状，除麝香外的其他药物均研成细末，再用研钵磨细麝香，然后加香油适量，最后把上药调匀成软膏。

使用时，麻纸两张，取适量药膏，平摊于其上，敷于患处，用绷带包扎，胶布粘好。4 日换药 1 次，5 至 6 次即可。若皮肤过敏者，可在伤部先放薄纱布一块，然后再敷药。

典型验案

刘某，男，17 岁，因右膝关节肿胀、疼痛 10 天来诊。自述 10 天前因踢足球扭伤右膝关节，6 小时后伤部出现肿胀、疼痛伴有咳嗽、发热、流涕，两下肢酸软无力，某医院诊为"关节炎"，用青霉素等治疗，症状稍有好转，但膝关节肿胀不消，局部发热，夜间汗出，食欲减退。查:右膝关节呈弥漫性肿胀，疼痛呈半屈曲状，伸直时疼痛加重，自觉发热。休息后疼痛稍有好转，活动后肿胀加重，右侧皮肤温度略高于健侧，局部皮肤呈微灰色发亮，触诊右膝浮髌试验阳性。肺部 X 光透视见肺门淋巴增重外，余无异常。T：37.5℃，倦怠无力，少食，口干不思饮，全

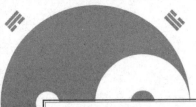

身低热，血沉 32mm/h，WBC：16×10^9，淋巴 63%，RBC：4.8×10^9/L，结核菌培养阳性。X 线照片见右膝关节周围软组织有肿人阴影，界限模糊，其他均无异常改变。

诊断：右膝关节滑膜结核。

处方：蟹墨膏外敷、龟蚁阿蝎汤内服。经两个月的治疗，症状消失，血象恢复正常。

按语：膝关节滑膜结核的病因主要是外感风寒，寒湿内侵，加之脾胃失调，肝肾亏损，造成人体正气虚弱，而使外来"毒气"侵于骨关节而成本病。所以说"其瘀毒气深沉，附着于骨也。"中医所指的"毒气"除了包括脓血、腐肉之外，应包括结核杆菌及所产生的毒素。治疗采用龟蚁阿蝎汤以清热祛风、解散结滞，补益脾肾。而蟹墨膏外敷具有清热凉血祛风、解毒消肿止痛之功效。二者合用，疗效更佳。

第七节　股骨头缺血性坏死

股骨头缺血性坏死(Avascular necrosis of femoral head—ANFH)，是一种常见的渐进性的髋关节致残性疾病。Ernst freund 于 1926 年首次将该病命名为"成人股骨头缺血性坏死"。本病是由于血液循环障碍，导致股骨头局部缺血性坏死，晚期可因股骨头塌陷发生严重的髋关节骨性关节炎。是临床上常见的疾病。本病中医属骨痹、骨痿、骨蚀范畴。发病年龄以青壮年多见，男性多于女性。本病起病缓慢，病程较长，髋关节功能受限，严重者终生残疾，是骨科临床的顽疾之一。临床表现为髋关节疼痛、下肢功能障碍和跛行。疼痛在初期多为髋关节酸痛或静息痛，不影响活动，休息后好转。急性发作时则剧痛。且疼痛逐渐加剧，肌肉萎缩。部分病人膝内侧疼痛。晚期出现跛行，检查时可发现双下肢肢体轻度不等长。

病因病机分析：成人股骨头缺血性坏死的病因主要有创伤（股骨颈骨折，髋外伤性脱位，髋部扭挫伤等）、使用皮质类固醇药物和过量饮酒等。亦可因高血脂症及高尿酸血症等引起。创伤可导致股骨头动、静脉损伤，血管床受压，破坏了股骨头正常血液循环，引起股骨头缺血坏死。长期摄入大量皮质类固醇后，造成脂肪代谢紊乱，血清内脂类含量明显增高，形成高脂血症。脂蛋白球相互联合，在周围血管形成脂肪栓子。脂肪栓子位于股骨头内终末动脉或通过毛细血管进入小静脉一侧，导致血管阻塞，从而引起骨组织缺血坏死。激素导致高脂血症后，骨髓内出现脂肪细胞肥大，脂肪组织增生，占据髓内有限空间，造成骨髓内压增高，动脉血供及静脉回流受阻，导致骨缺血坏死。过量饮酒使酒精的代谢产物在血内增多，聚集于股骨头微循环内，引起细胞毒性作用及微循环障碍，导致骨缺血性坏死。总之，这些因素均可导致股骨头局部血液循环障碍，局部骨小梁断裂，髓内压升高。升高的髓内压又增加了血流的阻力，进一步导致缺血，细胞变性、水肿；组织水肿使本已升高的髓内压进一步升高，形成一系列恶性循环，加速了股骨头缺血，促进了骨坏死过程。

宋老认为，股骨头缺血性坏死属中医"骨痿"、"骨蚀"等范畴，损伤是致病的主要原因。正气虚弱，外邪侵袭是本病发病的重要因素。先天不足，后天失养，外伤失治均可导致本病发生。当人体肝肾亏损，致肝不能藏血养筋，肾不能主骨生髓，骨枯筋萎则发为本病；或七情内伤气血，或跌仆筋肉外伤与积累劳损，致筋骨断裂，经脉瘀阻，血气隔绝，骨失所养；或风寒湿等邪气侵袭，使血脉闭阻；或嗜食甘厚，酿湿化痰生热。湿热内蕴，消灼阴津，使骨髓失充，或饮酒过度，湿热内蕴阻于脉络，筋骨失养而发病。

根据病因病机，参考 Ficat 和 Arlet 四期分法，临床常分为以下四期。

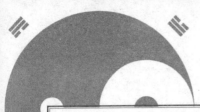

Ⅰ期　为疾病最早阶段，患髋无症状或仅有隐痛不适感。X线片显示股骨头正常或仅显示骨纹理紊乱、模糊征象。

Ⅱ期　患者有静息痛并出现跛行。X线显示骨密度不均匀，有致密增高影及囊状透亮区，患髋关节内侧间隙增宽，股骨头外形完整，无塌陷。

Ⅲ期　临床表现以疼痛及静息痛明显，跛行严重，多需扶拐行走。X线片股骨头变形，有塌陷，出现软骨下骨折，但髋臼及关节无显著变化。

Ⅳ期　病变进入修复期，患者症状减轻，疼痛有缓解，常于久行、气候变化时加重。X线片关节间隙变窄，股骨头内外缘存有骨赘形成，髋臼外缘有增生，骨密度略有增高，呈现退行性骨关节炎改变。

治则治法：总的治疗原则是祛除致病因素，改善股骨头血运，促进骨坏死修复；防止塌陷，保留髋关节功能；防止晚期骨关节炎。中药宜补肝肾，祛外邪，益气温阳散瘀。对Ⅰ、Ⅱ期股骨头坏死患者应避免负重，用中医中药治疗；对Ⅲ、Ⅳ期采用手术配合中医药辨证施治，配合外敷等。股骨头塌陷较严重并髋关节炎期的患者，可行股骨头置换术。

处方：六味地黄汤合身痛逐瘀汤加减。

熟地黄30g，山药30g，山萸肉15g，茯苓15g，牡丹皮15g，泽泻15g，盐杜仲15g，巴戟天15g，红花15g，黄芪15g，当归15g，川芎15g，地龙10g，牛膝15g，香附10g，秦艽10g，羌活10g，没药10g，天南星10g，甘草6g。

方解：六味地黄汤出自《小儿药证直诀》，具有补肝肾的作用。方中熟地黄入肾经，山药入脾经，山萸肉入肝经，三药直入肝脾肾三藏，以补肾为主。脾胃健则气血生化有源，肾精亦足。现代药理实验证明六味地黄汤具有调节免疫功能、降血脂、保肝和改善肾功能的作用。身痛逐瘀汤出自王清任的《医林改错》，具有活血祛瘀，行气通络，通痹止痛的功效。身痛逐瘀汤将活血化瘀和散寒蠲痹药物结合运用，药取秦艽、羌活散寒蠲痹，当归、川芎、红花活血化瘀，没药、香附行血止痛，更用牛膝引血下行，地龙疏通经络利关节；加黄芪益气，盐杜仲、巴戟天补肾阳，甘草调和诸药。现代药理分析认为方中秦艽、川芎、香附、牛膝、五灵脂具良好的镇痛效果；且秦艽、地龙、甘草有助消炎退肿。当归、川芎、红花均有抗凝血及溶解血栓作用，且能扩张冠状血管和四肢末梢血管，促进血液循环。

典型验案

患者，男，40 岁。患者 2 年前无明显诱因出现左侧髋关节疼痛，疼痛为间歇性，负重外展及伸直髋关节时疼痛加重，伴行走不利，肢体酸困沉重。1 个月前因受凉后症状加重，跛行，腰困，乏力，畏寒，四肢冰凉，无汗出，纳差，大便干，小便调，舌质偏暗，苔白厚腻，

脉沉细滑。查体:右腹股沟压痛，右髋关节屈曲、外展、内旋明显受限，"4"字试验阳性。右髋部 X 线正侧位片示左侧股骨头无菌性坏死，Ficat Ⅱ 期。诊断：左股骨头坏死。

辨证：肝脾肾亏虚，风寒湿阻络，痰瘀互结。

治则：补肝脾肾，温经散寒，化痰逐瘀。

处方：熟地黄 30g，山药 30g，山萸肉 15g，茯苓 15g，牡丹皮 15g，泽泻 15g，盐杜仲 15g，巴戟天 15g，红花 15g，黄芪 15g，当归 15g，川芎 15g，地龙 10g，牛膝 15g，香附 10g，秦艽 10g，羌活 10g，乳香 10g，没药 10g，半夏 10g，天南星 10g，甘草 6g。

服药 14 剂后二诊，左髋关节疼痛明显缓解，仍轻度畏寒怕冷。前方去牛膝、香附，加锁阳 15g，桂枝 15g，服 14 剂。

三诊，患者诸羔均瘥。

按语：股骨头缺血性坏死是由于不同病因，破坏了股骨头的

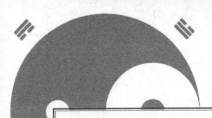

血液供应所造成的结果。严重者可造成股骨头塌陷而致残。因此，本病越来越受到医学界的关注。髋部创伤后损伤了股骨头的血供血管是股骨头缺血性坏死的最主要病因。临床应注意早期预防。少饮酒或不饮酒；一旦发生髋关节创伤性骨折，要立即正确诊断和治疗，避免发生创伤性股骨头坏死。如因病必须使用激素时，要在医生的安排下进行，不能滥用激素；总之，一旦发病，要及早诊断，及早治疗。患病后避免负重，少站，少走，以减轻股骨头的压力。治疗除及早进行复位外，中医补肝肾、活血化瘀、祛邪通络不失为治疗股骨头缺血坏死的有效途径。中医对股骨头缺血性坏死各家根据自己的临床体会辨证分型各有侧重，但均围绕虚、实二字为中心。虚即肝肾气血的不足，实即以痰瘀为主的经脉阻滞。

第八节　轻度特发性脊柱侧弯

脊柱侧凸是指脊柱的一个或数个节段向侧方弯曲，伴有椎体旋转的三维脊柱畸形，国际脊柱侧凸研究学会认为如果 Cobb 角（侧弯的最上面的椎体上缘平行线和最下面的椎体下缘平行线的夹角）大于 10° 则为脊柱侧凸。脊柱侧凸包括结构性的和非结构性。结构性脊柱侧凸是指伴有旋转的结构固定的侧方弯曲，即患者不能通过平卧或侧方弯曲自行矫正侧凸，或虽矫正但无法维持；非结构性脊柱侧凸在侧方弯曲像或牵引像上可以被矫正。最常见的结构性侧凸多无明确的病因，故称特发性脊柱侧凸（AIS）。

青少年特发性脊柱侧凸症是青少年在发育过程中形成的最常见脊柱侧凸类型，是继近视眼、心理健康、肥胖后的青少年第五大常见疾病[33]。如不早期发现、早期评估和治疗，部分患者侧凸可在青春期迅速加重致畸，并常引起心肺、消化等功能障碍，严重者可导致心肺功能衰竭和下肢瘫痪。所以，要及早预防及早期治疗，笔者跟随宋贵杰教授临证多年，发现宋老治疗轻度特发性脊柱侧凸疗效明显。

病因病机分析：AIS 的病因目前尚不十分清楚，其发生发展可能与年龄、性别、女孩的初潮年龄等有关[34]。各种不同的因素最终导致脊柱生物力学的改变，导致脊柱侧凸逐渐加重。研究表明，"弓弦效应"是脊柱不能正常而平衡的发育的主要原因。本效应是因 AIS 患者脊柱凸侧肌力下降，凹侧挛缩、肌力较强，凹侧的肌电活动强于凸侧[35]。从而导致在凹侧形成牵拉性张力的现象。这种效应持续存在不能解除，由于重力和肌肉作用，在侧凸脊柱两侧的分布不平衡，从而导致凹侧的软骨板生长受抑制，而凸侧的生长不受限制，脊柱侧凸加重。因此可认为，神经 – 肌肉异常所致的不对称是 AIS 发生、发展的重要因素。研究表明[36]，侧凸两侧神经—肌肉电活动异常导致的不对称是侧凸发展的重要因素，故改善脊柱力学的不平衡是治疗 AIS，防止侧凸进展的关键。宋老根据多年的临床经验，运用脊柱平衡手法治疗轻度特发性脊柱侧凸疗效显著。

治则治法：手法治疗，必要时配合针刀治疗和石膏背心固定。

手法[37]：首先解除肌痉挛:在患者脊柱两侧应用按、揉、拨、捏、拿、推、点穴等手法治疗 5~10min，充分放松脊柱两侧的肌肉，尤其是凹侧的软组织。

然后拔伸牵引：在机械牵引床上持续牵引 5~10min(牵引距离的换算公式是:身高÷20+3)。

最后侧板矫形：患者俯卧位，由 3 人经腋部和双踝部作纵向对抗牵引。术者立于患者的凸侧，将双手掌根部置于患椎原发性曲线凸侧顶点的棘突部。用力向凹侧推顶。同时嘱牵引双下肢的助手维持牵引下，缓慢将下肢沿水平方向往凸侧尽量移动(以患

者能够耐受为度)，但不要超过 60°，反复 3-4 次。同时伴发有椎体旋转者，在纠正侧凸后，用旋扳法纠正旋转。方法是患侧卧位，凸侧向上(脊柱侧凸一般是左凸右旋，右凸左旋)，术者一手按压腰部命门，一手扳肩，双手同时用力，使脊柱尽量扭曲后伸，此肘可听到"咯噔"响声。若复位不理想，也可用右手拇指在旋扳的同时推顶患椎棘突，矫正旋转，使椎体复位。整个手法操作时间 20~25min。每周 2 次。

针刀治疗:采用朱汉章氏Ⅱ型针刀，对腰背筋膜、胸腰结合部、颈胸腰关节突周围的韧带软组织、粘连瘢痕等挛缩的软组织和脊柱代偿侧弯后产生的交叉痉挛带进行松解和疏通。每周 1 次，休息 2 天再继续用平衡手法治疗。共 5 次。

典型验案

林某，女，16 岁。因"胸背部畸形 2 年余，加重 1 周入院。患者于两年前无明显诱因，出现双肩不对称，在陇西当地医院检查，拍全脊柱正侧位片，提示胸椎向左侧凸出畸形，腰椎代偿性向右侧凸出畸形。查体：患者站高 160cm，坐高 81cm。胸椎向左侧凸畸形，胸背部呈剃刀背样畸形，左高右低，腰椎代偿性向右侧凸畸形，双肩不对称，左肩高于右肩，臀裂位于正中线上，四肢肌力、肌张力无异常，双侧肱二头肌、肱三头肌反射正常，双侧膝反射、跟腱反射正常，病例反射未引出，辅助 X 光片检查提示：胸椎向左侧凸畸形 cob 角度为 25°。腰弯为代偿性侧凸，cobb 角度为 20°。给予上述手法及针刀治疗后患者畸形矫正良好。

按语：青少年特发性脊柱侧凸多发生在女孩，青春期开始时侧凸进展迅速；发病年龄越小，侧凸越容易进展。侧凸的进展随侧凸角度的增加而增加。故应早期及时治疗。宋老运用的脊柱平衡手法，是基于中医"阴阳平衡"理论，按揉、导引骶棘肌、腹肌、腰大肌和腰方肌，牵引挛缩的软组织，调整两侧的肌力平衡，是对脊柱的解剖学、力学结构进行的整体调整，达到松解肌肉挛缩和僵硬、改变脊柱排列、从而矫正脊柱侧凸的目的。临床上可根据患者情况灵活掌握整脊力度，因人而异。而针刀则通过破坏疾病的病理构架，解除肌肉的挛缩，以改善椎旁肌的柔软度，纠正椎间连接，以平衡脊柱。

第九节　血栓闭塞性脉管炎

血栓闭塞性脉管炎是因小动脉痉挛以及血栓闭塞，导致局部缺血，出现患肢持续性或一时性发绀、苍白、刺痛和灼热，病肢下垂过程中皮色变红，小腿部位水肿和浅表性的静脉炎。本病属于中医"脉痹""脱疽"范畴。

病因病机分析：西医学认为本病与血管壁损伤、血流缓慢、血液的高凝状态三种因素的综合作用或感染巨细胞病毒有关。致病因素直接作用于血管壁及血管周围炎细胞浸润，血管损伤，纤维素沉积、胶原纤维变性、内皮细胞及肌细胞坏死。作用于血管壁的为原发性血管炎；由邻近组织炎症病变波及血管壁致病的为继发性血管炎。

中医认为，本病多因脏腑功能失调，加之感受寒湿或湿热蕴结，致痹阻脉络，气血不通，阳气不能到达肢端，瘀而化热引起。《素问、举痛论篇》指出："寒气入经而稽迟，泣而不行，客于脉外则血少，客于脉中则气不通，故卒然而痛"。所谓气不通即升降失调，气血不能到达四肢末端，肌肉筋脉无以濡养，脉缩血涩，故不通则痛。证见肢端瘦冷肿胀，疼痛麻木。明代陈实功《外科正宗》对脱疽有详细的论述，曰："夫脱疽者，外腐而内坏也……凡患此者，多生于手足……其疼如汤泼火燃，其形则骨枯筋练。"总结出"和气血，补脾胃……滋津液，壮肾水"等治疗原则。汉代华佗《神医秘传》曰："此症发于手指或足趾之

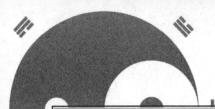

端，先痒而后痛，甲现黑色，久则溃败，节节脱落。"并创立四妙勇安汤。宋老认为，本病属虚实夹杂之症，为外邪、肝郁脾经湿热加杂心肝血虚。

治则治法：清泻湿热，温经活血，益气养血，疏肝解郁配合手法。

处方：金银花 15g，地肤子 15g，灯芯草 15g，升麻 5g，紫花地丁 10g，当归 15g，丹参 15g，熟地黄 15g，酸枣仁 20g，茯神 10g，桂枝 10g，炒白芍 10g，柴胡 9g，郁金 15g，炙黄芪 15g，鸡血藤 15g，田七 6g(研末冲服)，炙甘草 6g。

方解：方中用金银花甘寒入心，善于清热解毒；升麻、紫地丁清脾经湿热，地肤子、灯芯草泻膀胱之火，再以丹参、熟地、酸枣仁、当归养肝血，用郁金、柴胡以疏肝解郁，桂枝、鸡血藤、田七疏通经脉。而方中的茯神乃点睛之笔。茯神乃可安心神。心为君主之官，主血脉。黄芪能补助心气，丹参能生化瘀生新，以奏清热温经养血解郁之效。临证需灵活应用，根据虚实，偏实者加大清热祛瘀之功；偏虚者着重养血柔肝。

手法：患者俯卧位，医生首先点揉肺俞、心俞、肝俞、脾俞、肾俞穴各 30s，再滚按患者背腰部 3~5 次，搓擦命门、腰眼穴各 1min；然后掌按华佗夹脊穴及督脉 2min；接着拿揉下肢后侧 3~5 次，并点揉涌泉、太溪、昆仑、承山、委中、殷门穴各 30s，其中涌泉、委中穴可延长 1~2min。

然后改为患者仰卧位，医生立于患侧，由下至上拿捏、滚揉足部、下肢 5min，接着点按气冲、风市、足三里、丰隆、三阴交、解溪、大敦、隐白穴各 30s。三阴交和足三里穴可点按 2min，再点揉后再捋顺下肢 3~5 次。最后抬起、屈伸下肢 3~5 次，使血流达末端，最后反复摇动踝关节 3min。

典型验案

曹某，女，25 岁。右踝关节内外侧各有一处约 2.5cm×1cm

结痂，颜色晦暗，发黑，周围皮下暗红，有硬结节，伴有下肢酸困疼痛，足背动脉搏动减弱。口黏腻，有口疮，时有心慌，腹胀。小便黄，大便略干。睡眠可。脉数，舌红，苔黄。

处方：金银花 15g，莲子心 15g，升麻 9g，紫花地丁 15g，茯苓 10g，当归 15g，丹参 15g，熟地黄 15g，白芍 15g，酸枣仁 20g，茯神 15g，桂枝 10g，炒白芍 10g，柴胡 9g，郁金 15g，炙黄芪 15g，鸡血藤 15g，田七 6g(研末冲服)，炙甘草 6g，14 剂。

二诊：患者诸证明显好转，但局部有些痒，故加白鲜皮 15g 苦参 15g，14 剂。

配合手法治疗。

三诊：患者诸恙基本消除。

按语：因患者口黏腻，口疮，小便黄，大便略干，属心脾有热，故在原方的基础上去地肤子、灯芯草，加大升麻、紫地丁的用量。患者下肢酸困疼痛，在原方的基础上加茯苓以健脾利湿，加白芍以养血柔肝。配合手法能疏通经络、调理气血、平衡阴阳、行气、活血、化瘀，从而使下肢及小动脉中的血栓溶解，使血管壁恢复弹性、气滞血瘀现象得以解除。同时根据脏腑与气血密切相关、气血的运行过程要受到脏腑的控制理论，进行按摩肺俞、心俞、肝俞、脾俞、肾俞穴等全身的脏腑，加速了气血的运行。

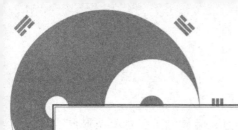

第三章　内伤杂证治验

　　凡因各种外力伤及人体内部气血、经络、脏腑，引起病理变化或功能紊乱，而产生一系列症状者，统称内伤。皮肉筋骨的损伤可累及气血运行失常，引起脏腑、经络功能紊乱，出现各种损伤证候；同时，外力亦可经皮肉筋骨内传直中脏腑、经络、奇恒之腑，导致气血受损，功能障碍。

　　宋老认为，伤病是指在一定条件下，外界损害因素作用于人体的反应，这种反应只有通过人体内在变化而反映出来。因此导致伤病的内伤疾病的发生、发展因素，必然是外界损害因索作用于人体，才有可能形成内伤疾病。因此，本病的病因不外乎外因与内因两个方面。当然外因主要是指从外界作用于人体的致伤因素。主要与外力作用的特点密切相关。外力作用有明显的或不明显的，有直接的或间接的，有一时性或持续性的。外来暴力直接作用于人体的某部而致的伤患以伤血为主要特征，多由坠堕、跌仆、撞击、拳击等致伤。可直接损伤其所在部位的气血、经络、脏腑。其损伤程度决定于作用力的大小和受伤的部位，严重者可致脏腑破损出血，危及生命。间接暴力多由于负重、闪挫或扭挫等引起。因用力时体位不正，动作不协调而致伤，称为闪伤或扭伤。间接暴力引起的损伤，临床以伤气为主要特征。此外，肌肉紧张收缩亦可造成损伤。如老年人强力打喷嚏、咳嗽，以致肋间肌强烈收缩，可引起肋骨骨折，造成胸部的气血两伤。内因是指人体自身内部功能结构影响伤病的因素。如体质强弱、生理特点、病理因素与内伤的发生均有一定的关系。体质强壮者伤轻，体质虚弱者则伤重。总之，人体对于外界损害因素的反应既有共同的规律，如肿胀疼痛。但也因人们所处环境的不同，生理特点，解剖结沟，伤病部位，以及年龄、体质、性别等诸方面不同亦各有差异。但内伤疾病发生的主要原因亦离不开外在因素和内在因素，而外在因素是其主要原因。这就是中医所讲的局部与整体的统一关系，因而在应用外治法的同时，应重视内伤疾病的治疗。

其病机主要是伤气血及伤脏腑经络。气血损伤主要是指损伤后气机阻滞，气不摄血，气不统血，加之损伤出血失血，血不载气，使气耗损更多，气机紊乱，升降失和，逆犯肝脾、肺金。气虚，损伤耗及正气，或损伤日久，正气虚衰。气脱，多指因骤然损伤，正气耗竭而脱之重证。出血滞留体内而成瘀。瘀血郁而发热，或血络损伤，外邪乘虚而入，正邪相搏而发热。伤脏腑即内脏损伤。经络是运行气血，联络脏腑，沟通表里上下，调节各部位功能的通道。经络损伤，则气血失调，濡养阻滞，脏腑不和而引起病变。

清·沈金鳌《杂病源流犀烛·跌打闪挫源流》："跌打闪挫，卒然身受，由外及内，气血俱伤症也。""夫至气滞血瘀，则作肿作痛，诸变百出。虽受跌受闪挫者，为一身之皮肉筋骨，而气既滞，血既瘀，其损伤之患，必由外侵内，而经络脏腑并与俱伤。"说明损伤后易损伤气血、脏腑和经络。

第一节　脑震荡

脑震荡是指头部受到外力打击后，大脑功能发生一过性功能障碍，而产生的临床症候群。中医亦称"脑气震动""脑海震动"。它是最轻的一种脑损伤，经治疗后大多可以治愈。一般病

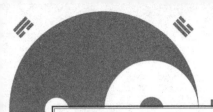

理无明显改变。临床表现为一过性昏迷（临床一般数秒至数分钟，不超过半小时）、近事遗忘（清醒后对受伤当时情况及受伤经过不能回忆，但对受伤前的事情能清楚地回忆）和头痛、恶心及呕吐等症，神经系统检查无阳性体征发现。本病可单独发生，也可与颅内血肿合并存在，如有颅内血肿时，应注意及时处理。

病因病机分析：现代医学认为脑震荡引起的意识障碍主要是脑干网状结构受到损害的结果。这种损害与外力打击的瞬间脑脊液冲击、颅内压力变化、脑血管功能紊乱、脑干的机械性牵拉或扭曲等因素相关。脑震荡仅是中枢神经系统暂时的功能障碍，并无可见的器质性损害。

中医认为脑为奇恒之腑，藏精气而不泻，元神舍居于脑中，性喜静守，恶扰动。《医宗金鉴·正骨心法要旨》云："颠者，头顶也。……位居至高，内涵脑髓如盖，以统全体者也。"头部一旦受到外力的震击，如钝器的打击或碰撞脑气受损，扰乱清窍，清阳不升，浊阴不降，神不守舍，心乱气越，脑的功能发生障碍或紊乱，使诸症皆发。在《内经》成书时，把脑的功能归属于"心"。如《素问·灵兰秘典沦》说："心者，君主之官也，神明出焉…主明则下安……主不明则十二官危。"后世医家把心分为"主血"的莲花样"心"和主神明的"心"(即脑)。可见"心"(包括脑)是人的精神与思维活动的重要器官。由于人体是一个统一的有机整体，因此脑气损伤后，必然导致气血紊乱，脏腑不和，从而临床出现头晕、头痛、耳鸣等症状。同时也出现其他脏腑的一些功能失调的表现。如惊恐、失眠、多梦，恶心呕吐等。《灵枢·口问》篇曰"上气不足，脑为之不满，耳为之苦鸣，头为之苦倾，目为之眩。"。因此在治疗时，必须紧紧抓住气血紊乱，脏腑不和这个总病机，认准脑气受震的病位病理，采取补气理气活血化瘀，调整脏腑功能的治则及时治疗，方可收到卓著的效果。否则可遗留缠绵难以治好的后遗之症。

宋贵杰诊疗经验集锦

治则治法：疏肝行气活血，健脾益气。

处方：党参 12g，黄芪 10g，当归 9g，川芎 9g，丹参 12 克，血竭 16 克，柴胡 10g，元胡 9g，焦白术 9g，枣仁 12g，羚羊粉 3g(冲服)，甘草 6g。

方解：方中党参、黄芪、当归、川芎、丹参、血竭益气补血活血；柴胡、元胡疏肝理气止痛；焦白术、枣仁健脾胃益气血；羚羊粉清热凉肝，镇惊息风。甘草调和诸药。临床如合并有便秘者加黄芩 9g，川军 6g；合并易怒者加龙胆草 10g，郁金 10g；失眠呕吐者加远志 10g，竹茹 9g。合并有头部肿胀者外敷消定膏。

典型验案一

张某，男，26 岁。工人，半月前患者头部因不小心撞到墙上后出现轻度头痛伴恶心，头部无明显破裂和血肿，当时未予重视。昨日因与好友饮酒，斗嘴动怒，头部被对方用木橙击伤，当时尚无特殊不适，且自行回家。睡至深夜突然恶心呕吐 9 次，头晕，头痛发胀，伴胸闷气短，眼花缭乱，躁扰不宁。遂于今早由家人扶持来院就诊。患者自述头晕痛，恶心呕吐，胸闷腹胀，四肢无力，二便不解。

查体:表情痛苦，面色暗黄，少气无力，语言低沉，时有呃逆。左侧脑后有一约 3cm×2cm 大小的瘀血肿块，触之发软，头项强直，瞳孔等大，对光反应弱，肝脾未触及。血压 90/64 mmHg，呼吸 23 次 /min，脉搏 108 次 / 分，体温 37.5℃，红细胞 420 万 /mm³，白细胞：18.000/mm³，血色素 11.8%，中性 35%，X 光拍片检查：未见颅骨骨折。

诊断："脑震伤"气血阻络型。

治则：行气活血，佐以通利。

处方：通窍活血汤加减。

方组：当归 9g，川芎 9g，赤芍 12g，丹参 12g，血竭 16g，细辛 6g，蔓荆子 9g，羚羊粉 3g(冲服)，琥珀粉 6g(冲服)，甘草

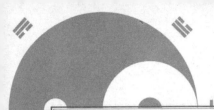

3g，柴胡 10g，黄芩 9g，川军 6g。

用法，水煎服，加白酒半两，一副日两次。连服 5 剂。

一周后二诊，诸证好转，二便已通，呕吐止，腹胀、胸闷减半，唯仍有头晕、头痛，纳少无力，口干不思饮，视物模糊，耳鸣等症。脉象细微，舌稍红，苔白薄中心微黄。治宜前方去琥珀粉、血竭、元胡、细辛。加石决明 12g，沙参 9g，连服 6 剂。两周后患者病愈已上班工作。

按语：根据脑震荡之气血逆乱这个总病机，初期应遵《素问缪刺论》"先饮利药"之训，投以理气活血之剂，配合调理脏腑。方中当归、川芎、赤芍、丹参、血竭、柴胡理气活血；羚羊粉、琥珀粉镇惊安神；黄芩、川军通利大便；细辛、蔓荆子通窍、散风热、清头目。甘草调和诸药。

典型验案二

赵某，女，39 岁，仓库保管员。4 月前工作时不慎被一重箱砸伤头部，当即昏迷，不省人事，立被送外院脑外科住院抢救。4 月后转来我院进行中医治疗。患者自述：头晕、头痛尤以枕后痛最著，往往伴随情绪的激动而加剧。有时痛如斧劈，两目昏暗，恶心呕吐，耳鸣、健忘、失眠多梦，烦急气短，纳少便溏。

查体：体温 36.6℃，脉搏 78 次/min，血压 110/76mmHg，呼吸 20 次/min，血象正常，发育正常，营养一般。双侧瞳孔等大等圆，对光反应良好，颈软无抵抗，心肺正常，肝脾未触及，双膝健反射(十)，克尼格氏征(一)，巴彬斯基氏征(一)，面色苍白，双目少神，脉沉细无力，舌质淡，苔薄白。

诊断："脑震荡"(肝郁脾虚型)。

治则："疏肝理气，健脾益气。

处方：四逆散合归脾汤加减。

党参 12g，黄芪 10g，枣仁 12g，当归 10g，远志 6g，焦白术 9g，元胡 9g，丹参 12g，柴胡 12g，郁金 10g，竹茹 9g，甘草 6g。

用法：水煎服，一日两次，连服5剂。

3d后二诊：服上药头晕、头痛减轻，恶心呕吐纳呆好转。自觉全身较前有劲，夜寐安宁，脉象沉细，舌质正常。改服归脾丸，每日三次，每次各一丸，连服半月病情好转。

按语：脑震荡病变迁延日久，错综复杂，易合并脏腑的损伤，常见头痛、头晕、目眩耳鸣、心悸失眠、梦遗等。治时应以调整脏腑功能为主，辨证施治。方中党参、黄芪、当归、丹参益气补血活血；柴胡入肝胆经，升发阳气，疏肝解郁，透邪外出；郁金、元胡疏肝理气；远志、枣仁、远志宁心安神；焦白术健脾益气；竹茹止呕；甘草调和诸药，益脾和中。

第二节　胸部内伤

胸部内伤是指胸廓及其内脏被外力打击或者用力屏气而致内部脏腑、经络、气血的功能紊乱。胸廓内藏心、肺，胸肋部为肝经走形部位，且"心主血""肺主气、肝藏血"，且故胸部损伤时必然会损伤气血，甚至较重者可伤及内脏。胸部损伤多有胸闷、气短、咳嗽、咯痰、转身困难等症。局部伤气为主者，多为胀痛；伤血为主者，多为刺痛；气血两伤者，多为隐痛；咳嗽、呼吸时局部痛剧。若不及早诊治，可导致气血衰脱，甚至呼吸、循环机能的紊乱，甚者短期内有死亡的危险。

病因病机分析：因外力打击胸部或突然过度用力屏气，如拳击、、碰撞、堕坠、推举、挑担或搬运重物用力过度，导致气机阻滞，经脉受阻，瘀血停滞，不通则痛；气血相辅相成，相互影响，故气血往往俱伤。或者肋骨骨折断端刺破肺脏，使空气进入胸膜腔而形成气胸、血胸。如仅肺脏损伤，由于肺循环血压低，出血慢，多可自行停止；如是胸壁血管损伤，如肋间动、静脉破裂出血等，因这些血管属于体循环，血压较高，一般不易自止；

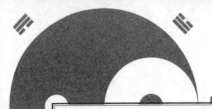

如是心脏或大血管的损伤，出血迅猛，气血耗伤殆尽，伤员常因来不及救治而死亡。如胸膜内出血较多，压力增高，可压迫肺脏使之萎缩，并将纵隔推向健侧，而严重地影响呼吸和循环功能，甚者易继发感染。因此，在治疗胸部损伤时，应注意及时改善和调治气血功能，及早防治内脏损伤，防治气、血胸的发生。

治则治法：活血化瘀、理气宽胸。合并大量气胸者，须将气体抽出，甚至局部修补，并用胸腔闭式引流；如合并有血胸，若积血量较多，应早期进行胸膜穿刺。合并肋骨骨折者，也要同时处理，给以手法复位，固定胸壁软组织，局部外敷消定膏。

处方：血府逐瘀汤加减。

生地 12g，桃仁 9g，红花 12g，赤芍 15g，元胡 9g，川芎 12g，当归 12g，牛膝 12g，瓜蒌 9g，薤白 9g，乌药 9g，川楝子 9g、柴胡 9g、三七粉 3g(冲)，甘草 6g。

方解：方中当归、桃仁、红花、川芎、赤芍、三七粉等活血祛瘀；生地黄配当归养血活血，祛瘀而不伤阴血，牛膝祛淤而通血脉；柴胡、元胡、川楝子宽胸行气；瓜蒌、薤白通阳散结，理气宽胸；乌药散寒止痛；甘草协调诸药，合而用之，使血行淤去，诸症均可减。胸闷胁痛、嗳气不能转侧为主者，重用柴胡、元胡、川楝子疏肝理气；咳嗽、气短、咯痰明显者，酌加葶苈子、杏仁、桔梗、枇杷叶、紫菀以降肺理气；痛如针刺，胀痛难忍，加血竭；合并骨折者，加炙黄芪、骨碎补、、锻自然铜。

对合并闭合性气胸者，如积气量少，勿需特殊处理，胸腔内的积气一般可在 1~2 周内自行吸收。大量气胸则需进行胸膜腔穿刺以抽尽积气，或用闭式胸腔引流以促使肺尽早扩张，并使用抗生素预防感染。对合并张力性气胸者，入院前急救则需快速使用粗针头穿刺胸膜腔以减压；在紧急情况下可于针柄处外接剪有小口的塑料袋或气球，以利于胸腔内气体易于排出，而外界空气不能进入胸腔。对合并开放性气胸者，要将开放性气胸立即变为闭合性气胸，以赢得挽救生命的时间，并迅速转送至大医院。可用无菌敷料制作压迫物，在伤员用力呼气之末，封盖伤口，并加压包扎。转运途中如伤员呼吸困难加重，应在伤员呼气之时开放密闭敷料，以排出高压气体。送达大医院后，进一步给氧，补充血容量和纠正休克，清创、缝合胸壁伤口，并作闭式胸腔引流；给予抗生素，鼓励病人咳嗽排痰，预防感染；如疑有胸腔内脏器损伤或者有活动性出血，则需剖胸探查。合并血胸者，如是非进行性血胸，可根据积血量的多少，采用胸腔穿刺或这闭式胸腔引流术，及时排出积血，促使肺膨胀，改善呼吸功能；并使用抗生素预防感染。如是进行性血胸，应及时开胸探查手术。如合并单处闭合性肋骨骨折者，因骨折端有上下肋骨和肋间肌的支撑，发生移位、活动很少，多能自动愈合。局部用宽胶条固定胸廓、外敷消定膏即可；如合并严重的肋骨骨折，须手术治疗。

典型验案：常某，女，26 岁。患者于 3 月前因架子车翻倒，右胸部被车把撞伤，当时觉右胸部胀痛，之后渐加剧，咳嗽、吸气时剧痛，咳痰，痰中未带血，二便正常，纳差。曾在某医院摄胸部 X 光片提示：两肺无活动性病变，胸肋骨未见骨折影。刻诊两肺呼吸音正常，未闻及干、湿啰音。右第 7~9 肋间压痛明显，按之未见明显骨折摩擦音，苔薄白，舌尖边见少量瘀点，脉滑。

诊断：胸部内伤（胸壁钝挫伤）。

治则：活血化瘀、理气止痛。

处方：血府逐瘀汤合复原活血汤，外敷消定膏。

当归尾 15g，赤芍 15g，桃仁 9g，红花 9g，元胡 9g，川楝子 9g，穿山甲 9g，瓜蒌 9g，薤白 9g，柴胡 9g，三七粉 3g(冲)，甘草 6g。

用法：水煎服，一副日两次，连服 7 剂

一周后二诊：胸痛减轻，吸气、咳嗽时疼痛仍然较剧。原方加葶苈子 15g，一周后症状基本消失。

宋贵杰诊疗经验集锦

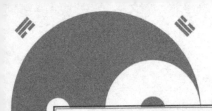

　　按语： 胸部屏挫伤皆是以胸肋部疼痛、胀满为主症的损伤性疾患，是人们在日常生活和生产劳动中较常见的损伤。本案例属较轻的胸部内伤，患者仅有胸痛，呼吸、咳嗽时掣痛，局部肿胀，按之疼痛；无伴有发热、出血、喘促不能平卧等症。治宜活血化瘀、理气通络止痛，方中柴胡专入肝胆，有通气开郁散结之效，当归行血中之气，赤芍、三七粉血化瘀；元胡、川楝子宽胸行气；瓜蒌、薤白通阳散结，理气宽胸；穿山甲逐络中之淤。感痛之时气脉必急，故以甘草缓之，桃仁破淤润下，红花活血法淤，去者去，生者生，痛自舒而元自复矣。若年老体弱或素有少气无力之人，方中可加黄芪、党参益气扶正，防止行气化淤活血药耗散正气。若为气郁不通用木香、乌药行气止痛。二诊时患者吸气、咳嗽时疼痛仍然较剧，故加葶苈子以泻肺逐瘀，通利水道。葶苈子味苦辛、性寒，有泻肺平喘、利水消肿之功，对痰涎壅滞、咳嗽喘促之实证效果明显。《本草求真》云："葶苈子泻肺经之气闭。《本经》说其"主结气积聚、饮食寒热，逐邪破坚，通利水道。"故本方用葶苈子来治疗胸痛，乃是取其"泻肺经阳分之气闭"之道理，使胸中阳气调畅，络脉通利，气血流通则痛止。在疼痛较轻的情况下，应鼓励患者作扩胸和上肢屈伸活动，以预防胸膜的粘连，避免长期遗留胸痛。

　　临床上病情变化多端，如合并气胸者，应严密观察病情变化，每隔15~30min测量血压、呼吸和脉搏。注意保持呼吸道通畅，清理口腔和呼吸道分泌物。对休克严重者，应平卧位，待血压恢复正常后，应予半卧位，以利胸腔引流。同时鼓励患者咳嗽排痰，定时作超声雾化吸入。咳嗽时，应轻按伤口两侧，促进肺膨胀。

　　如合并血胸者，应密切观察病情的变化，以预防出血性休克。并补充营养，增加高维生素、高蛋白及富含铁的食物。

第三节　腹部内伤

腹部内伤多因拳击、撞击、坠堕、挤压、冲击引起，少数乃尖刀刺伤或火器伤引起。可分为闭合性与开放性两大类。平时多见闭合性损伤，战时多见开放性损伤。损伤可为单纯性腹壁损伤或合并有内脏损伤。前者症状一般较轻，可按软组织损伤处理。合并腹腔内脏损伤者，可致大量内出血，甚至引起休克，或者因消化道穿破，致内容物流入腹腔内，而发生严重的腹膜炎，病情较危急，应及早诊断和及时处理。

病因病机分析：外界暴力如挫伤、挤压伤、刀刺、火器作用于腹部后，导致内部气血、经络和脏腑受损。轻则局部气滞血阻，脉络破损，营血溢于外。重则内动脏腑，甚至内脏破裂。当肝、脾肿大或者饱食者受到外力冲击时较易引起内脏损伤。如果肝脾等腹腔内脏破裂后，可致严重出血，甚至发生失血性休克。如胃肠、胆等腹部有腔脏器破裂，其内容物流入腹腔，造成腹膜腔污染，产生腹膜炎。对锐器导致的开放性腹部损伤，根据腹膜是否穿透，又分为腹膜完整的非穿透性损伤和穿破腹膜的穿透伤。在穿透伤中，有入口及出口的，称为贯通伤；只有入口但无出口的，称为盲管伤。宋老认为，腹部损伤不论闭合、开放伤，最重要的是看有无内脏损伤，有内脏损伤通常多有性命危险，应以救命为主，不可延误最佳治疗时机。

治则治法：闭合性腹部损伤，治宜活血祛瘀，行气止痛。开放性腹壁损伤，应清创缝合。腹部内脏损伤，应尽早剖腹探查。对腹腔内脏损伤合并休克的伤员，应积极抗休克治疗，待休克得到一定纠正后，再进行剖腹探查。

处方：当归 12g，川芎 12g，赤芍 12g，元胡 10g，没药 10g，蒲黄 10g，五灵脂 10g，小茴香 9g，干姜 9g，肉桂 9g。

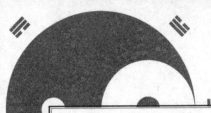

方解：闭合性腹部之损伤，多为瘀血停留，肿胀疼痛，局部青紫，腹胀，舌质黯淡，脉弦涩，故用医林改错之少腹逐淤汤治疗。方中用当归、川芎、赤芍、元胡、蒲黄、没药、五灵脂以活血化瘀，消肿止痛，小茴香、干姜、肉桂散寒止痛，以助活血化瘀的功效。如伴见腹胀满，可加枳实、厚朴；如伴有血淤发热，可去肉桂、干姜，加丹皮凉血活血。若伴见口干、发热、小便黄赤、大便闭结，舌暗红，苔黄腻，脉数者，加大黄、芒硝以荡涤肠道热结，通利二便。体虚之人不可峻下，可加穿桃仁、火麻仁、郁李仁活血润下。若孕妇腹部损伤，宜安胎和气，用伤科补要之"安胎和气饮"，用生地、当归和血补血，白芍养血敛阴，柔肝止痛，川芎活血行气止痛，黄芩清热止血，砂仁行气消积养胎，白术健脾安胎，以达到气血调和则疼痛自止。

典型验案：马某，男，60岁。因横穿马路，被疾驰而来的摩托车撞倒。司机急忙将他送往附近医院。患者面色无华，形体瘦弱，弯着腰能自行走路，但自诉腹部胀满，腹部刺痛。查体：腹部压痛明显，拒按，舌暗红，脉细涩。X线片示：局部无骨折。腹部B超示：腹腔内脏器未见明显破裂损伤。

治则：活血逐瘀，行气止痛。

处方：少腹逐淤汤加减。

当归12g，川芎12g，赤芍12g，元胡10g，没药10g，蒲黄10g，五灵脂10g，小茴香9g，干姜9g，肉桂9g，枳实10g，厚朴10g。

用法：水煎服，一副日两次，连服7剂。

一周后二诊：腹部胀满及刺痛减轻，但患者自诉近两日便秘。继给原方加黄芪15g，火麻仁12g，郁李仁12g，一周后症状基本消失。

按语：从患者被撞倒后致腹部胀满，腹部刺痛、腹部压痛明显、拒按、舌暗红、脉细涩及X线片和B超所见可以看出，本病系闭合性腹部损伤之轻证，属气滞血瘀型。损伤后使气机不利，气血凝，经络壅塞不通，故见此症。故用少腹逐瘀汤加减。患者有腹部胀满，故加枳实、厚朴以消胀除满。二诊时患者便秘，加之患者面色无华，形体瘦弱，故加黄芪、火麻仁、郁李仁以润肠通便。宋老认为，对于一时不能明确有无合并腹部内脏损伤的病例，最好严密观察。应每15～30min测定一次生命体征；检查有无腹膜刺激征及其程度和范围；每30～60min测定一次血常规，以了解血容量是否下降及查看白细胞数是否有升高；如有出血应积极补充血容量，以防治休克；合并有空腔脏器破裂时，临床须高度重视。应及时了解患者受伤的过程，早期腹部体检，但有时因伤情较急，了解病史、体检的同时需要和止血、输液、抗休克、维护呼吸道通畅等治疗措施同时进行。一旦明确诊断，应迅速手术治疗。但需要注意的是腹部内伤一般在短时内难于确诊，如在病情观察中发现症状体征逐渐加剧，生命体征逐渐恶化等，应及时作剖腹探查，拯救生命。

第四节　内伤便秘

内伤便秘是指机体遭受外力作用，引起损伤，导致气血、经络、脏腑功能紊乱，血瘀气滞、气虚血虚或有督脉受阻，阴阳失调，导致脏腑不和而产生大便秘结。

病因病机分析：胸、腹、脊柱、骨盆等受损伤，受伤后局部脉络损伤，血溢脉外，气滞血瘀，瘀血内停，瘀停于腹中，传导失事而致便秘，常伴腹胀满坚硬，疼痛拒按，舌质红，苔黄腻，脉弦。若伤后正气耗损，中气不足，则脾胃运化无权，传导失司，致气虚便秘；若伤后阴血耗损，津血乏源，则血虚肠燥而成血虚便秘。症见受伤后便意较弱或者排便时努挣，疲倦，心悸气短，甚至头目晕眩，面色苍白，唇淡白苔薄，脉细弱或细涩等。

古代医籍中也有对本病的描述。唐代蔺道人《仙授理伤续断秘方·治伤损方论》："如伤重者，第一用大承气汤，或者小承气汤或者四物汤，通大小便去瘀血也。清代胡廷光《伤科汇纂·秘结》："若胸腹胀痛，大便不通，喘咳吐血者，乃瘀血停滞也，用当归导滞汤以通之。腹肚作痛，大便不通，按之痛甚乃瘀血在内也，加味承气汤下之。凡腹停瘀血，如用大黄，其血不下，反加胸膈更加胀痛，喘促短气者，用木香、肉桂末各二钱，用热酒调服，恶血即下。此乃寒药凝滞不行所致，寒得辛温而自行，故专用苦寒诸剂察之！" 宋老认为，在伤科病变中便秘是一个多见而比较棘手之病症，但只要辨证准确，疗效还是很好的。临床上，他根据河南平乐正骨之"整体辨治"的原则，运用中药治疗本病，取得了较为满意的疗效。他认为，外伤虽然是导致局部气滞血凝的其主要原因，但也和患者平时的饮食、起居、体质、年龄、伤情、部位及疼痛等有着密切联系。在诊治上必须用四诊气血、经络、八纲、脏腑辨证，结合伤科的特点，查明便秘之主要原因，分清虚实辨证施治。

治则治法：如血瘀便秘，治宜逐瘀通便。方选用桃仁承气汤加味；气滞便秘，治宜调肝脾、理气润肠通便，方选用六磨汤加味；血虚津乏便秘，治宜养血润肠通便，方选用五仁汤加味；督脉受损致便秘，比如脊柱骨折脱位导致便秘的病证，治宜补肾通督、润肠通便，方选补肾汤加味。

血瘀型便秘，处方：桃仁承气汤。

大黄12g，芒硝6g，桃仁15g，当归9g，芍药9g，牡丹皮9g

方解：大黄软坚通便，逐瘀清热；当归、桃仁活血润肠通便；芍药养血柔肝，牡丹皮清热凉血，芒硝软坚散结，甘草缓急止痛。

典型验案

陈某，男，26岁，因右股骨干上三分之一骨折住院。骨折后 5 天未解大便，伤肢肿胀疼痛剧烈，腹胀腹痛，烦热口干，纳差，小便黄，舌质淡红少津，苔黄腻，脉弦涩。

治则：逐瘀通便，理气止痛。

处方：桃仁承气汤加减。

大黄 12g，芒硝 6g，桃仁 15g，当归 9g，芍药 9g，牡丹皮 9g，柴胡 9g，枳壳 9g，延胡索 9g，甘草 6g。

用法：水煎服，每白一剂。

5 剂后患者大便通畅，腹胀腹痛好转，饮食大增，脉象转缓。

按语：本病属瘀血内留，热结伤津，传导失司，宜逐瘀通便，给以桃仁承气汤加减。方中桃仁承气汤活血逐瘀，润肠通便，加柴胡调和肝脾，促进大便通畅，延胡索、枳壳理气通便。正如《正体类要》所说，"外伤肚腹作痛，大便不通，按之痛甚，瘀血在内也。"大肠者，传导之官，变化出焉。瘀血留内，肠胃传导无能，化物失调，瘀久作热，结滞不通，不通则痛，腹胀而便不解。

气滞型便秘，处方：六磨汤加减。

沉香 5g，木香 6g，槟榔 9g，乌药 9g，枳壳 9g，大黄 6g（后下），当归 9g，穿山甲 9g。

用法：水煎服，每日一剂，分两次服。

方解：方中木香、沉香、枳壳行气通便；大黄泻下通便；当归、穿山甲活血软坚通便；槟榔消积下气通便；乌药顺气散寒止痛。

典型验案

党某，女，35 岁，2 天前因与男同事发生激烈口角，被对方一拳打到左侧季肋部，当即感胸胁满闷，腹部胀痛，遂被送往家中休息。3d 后仍感胸腹胀痛，痞满，且近几天未解大便，欲便不出，食欲不振，嗳气，舌苔白腻微黄，脉弦而滑来院诊治。X

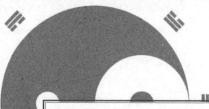

光片示，局部未见骨折。

治则：调和肝脾，顺气导滞通便。

处方：六磨汤汤加减。

柴胡 10g，代赭石 10g，沉香 9g，木香 9g，槟榔 9g，乌药 9g枳壳 9g，大黄 6g（后下），当归 9g，穿山甲 9g。

按语：本案例患者因与别人争吵，恼羞成怒，被别人打击季肋部，局部胀痛，大便不通。分析病情，当属患者情志失调，肝脾气机郁结所致。其舌苔及脉象也和此症符合。故用六磨汤以醒脾顺气通便，加柴胡疏肝解郁，代赭石平肝降逆。

血虚便秘，处方：五仁汤加减。

瓜蒌仁 10g，柏子仁 10g，杏仁 9g，火麻仁 15g，郁李仁 9g，当归 9g，生地 9g，甘草 6g。

用法：水煎服，每日一剂，分两次服。

方解：方中瓜蒌仁、柏子仁、杏仁、火麻仁、郁李仁润肠通便；当归、生地凉血养血润肠，甘草调和诸药。

典型验案

常某，男，21 岁，工人，因与别人打架，被对方用尖刀刺伤左上腹部，患者当即面色苍白，出冷汗，神志淡漠，眩晕。急被送往附近医院急诊科诊治，查体：左上腹压痛及反跳痛，轻度腹肌紧张，腹痛、腹胀，脉搏细数，血压下降，腹部触诊出现移动性浊音，肠鸣音减弱或消失，血红蛋白及红细胞进行性下降。经 B 超检查显示：脾破裂；给予紧急抢救，快速止血包扎和输血，并手术修补脾脏后病情得以控制。之后患者 7 日未大便，口干，小便黄且不利，腹胀，纳差，脉细无力，汗出，舌淡，苔薄边微黑。

治则：养血润肠通便。

处方：瓜蒌仁 10g，柏子仁 10g，杏仁 9g，火麻仁 15g，郁李仁 9g，黄芪 9g，阿胶 10g，红花 9g，生地 9g，甘草 6g。

用法：水煎，一日一剂，分2次服。

按语：患者因脾脏破裂，伤后出血，血气俱伤，血虚津枯，肠道失去滋润，糟粕结滞而便秘。治宜养血润肠通便。方用五仁汤加味，又加黄芪9g，阿胶10g以益气养血。服五剂后，神志清楚，疼痛大减，大便通，小便利，腹胀轻，纳食好。

督脉受阻型便秘，处方：补肾汤加味。

补骨脂10g，狗脊10g，杜仲10g，骨碎补10g，木瓜10g，寄生10g，肉苁蓉10g，甘草6g，麻仁15g，牛膝9g，番泻叶10g

用法：水煎服，每日一剂，分两次服。

典型验案

林某，男，53岁，农民。因挖土塌方，被砸伤胸腰部，双下肢不能活动两周来诊。X线片显示：胸腰压缩性骨折。双下肢瘫痪，肚脐平面以下痛知觉消失，二便失禁，腹胀，体温37℃，脉搏48次/min，呼吸21次/min，血压100/70mmHg。神志清楚，饮食如常。舌红无苔，脉细弱。

治则：补肾通督，活血化瘀。

处方：桃仁10g，赤芍10g，甘遂6g，补骨脂10g，狗脊10g，杜仲10g，骨碎补10g，木瓜10g，寄生10g，肉苁蓉10g，甘草6g，麻仁15g，牛膝9g，番泻叶10g。

用法：水煎，一日一剂，分2次服，3剂。

二诊：患者双下肢瘫痪逐渐恢复到髓关节以下，二便已有便意，腹胀减。前方去麻仁、番泻叶、寄生、补骨脂，加黄芪15g，白术9g，山药72g，炙马钱子1.5g，地龙9g，连服6剂。

三诊：患者双下肢痛知觉已渐渐恢复，二便转为正常，可在床上坐起，精神饱满，令其回家调养锻炼，半年随访，患者已参加工作。

按语：并案例系外伤督脉，瘀血阻滞，督脉失调，二便失禁。故初诊方用补肾汤以补肾通督化瘀。加桃仁、赤芍活血润肠通便，甘遂破积聚。通二便。二诊时患者双下肢瘫痪开始慢慢恢复，二便已有便意，腹胀减，故原方去番泻叶、寄生、补骨脂，加黄芪、白术、山药以益气健脾，生气血；炙马钱子、地龙通经活络。6剂后患者双下肢痛知觉已渐渐恢复，二便正常，可在床上坐起，精神饱满，回家调养半年后治愈。

第四章 骨折治验

　　骨折，是指骨质的完整性或连续性发生破坏或中断。其发病的原因不外乎外因和内因两个方面。外因主要包括直接暴力（骨折发生于外力直接作用的部位，如打伤、压伤等）、间接暴力（远离外力作用的部位而发生骨折的，如传达暴力、扭转暴力等）、肌肉牵拉（由肌肉骤然猛烈收缩而引起的附着点发生骨折）、积累性劳损（骨骼长期反复受到震动、压力或者长途跋涉引起的积累性骨折）。内因主要包括年龄、体质（年轻体健，不易骨折；年老体弱，骨质脆弱，遭受外力易致骨折）、解剖结构（松质骨和密质骨交界处，骨质脆弱，易发生骨折）和骨骼病变（如先天性脆骨病易骨折）。骨折后可出现成角移位、侧方移位、缩短移位、分离移位或旋转移位。骨折线可出现横断骨折、斜形骨折、螺旋形骨折、粉碎骨折、青枝骨折、嵌插骨折、裂缝骨折或压缩骨折。其临床表现主要是一般症状（疼痛、肿胀、功能障碍）和特殊体征（畸形、骨擦音和异常活动），严重的骨折可出现休克（常见于多发骨折、骨盆骨折、脊椎骨折等，患者常因广泛之软组织损伤大出血、剧烈疼痛或者并发内脏损伤而引起休克）和体温升高（多是血肿吸收致体温升高或骨折后感染所致）。甚至出现缺血性肌挛缩、脂肪栓塞、神经损伤、坠积性肺炎、尿路感染、褥疮和创伤性关节炎等并发症。因此，对骨折的治疗必须重视。

　　宋老认为，治疗骨折时，必须将中医的传统理论和经验与现

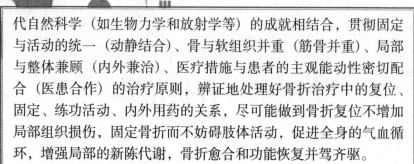

代自然科学（如生物力学和放射学等）的成就相结合，贯彻固定与活动的统一（动静结合）、骨与软组织并重（筋骨并重）、局部与整体兼顾（内外兼治）、医疗措施与患者的主观能动性密切配合（医患合作）的治疗原则，辨证地处理好骨折治疗中的复位、固定、练功活动、内外用药的关系，尽可能做到骨折复位不增加局部组织损伤，固定骨折而不妨碍肢体活动，促进全身的气血循环，增强局部的新陈代谢，骨折愈合和功能恢复并驾齐驱。

　　动静结合是指坚强的固定与相对静止的肌肉而言，符合生物学"用进废退"这一理念。"骨骼位于内，张筋附肉为干，宜静；筋肉附于外，束骨运关节为形，宜动"，动静结合的目的在于促进气血通畅，以利于疾病的康复。在治疗伤病的过程中，一方面要在最小范围和最短时间内，把必要的暂时制动；另一方面又要把适当的运动贯穿于治伤过程当中。在这个过程中，防止和限制不利的活动，鼓励适当的、适时的、有利的活动，加速骨折愈合。宋老师尤其强调"动"是功能康复的关键。这个"动"在骨折的治疗中只要指的是适当的功能锻炼。功能锻炼是利用肌肉的必要活动促使肌肉收缩，防止肌肉萎缩，并在骨折端产生应力，加速血液循环，瘀祛新生，促进组织修复，防止肌肉萎缩与骨质疏松，以加速骨折的愈合，恢复患肢的生理功能。宋老在骨折的手法复位、固定与功能锻炼等治疗方面，主张结合具体情况，根据个体差异，辨证对待，充分体现"动静结合"、注重"动"的思想，临床治疗效果显著。

　　筋骨并重也是治疗骨折的一个重要原则。筋和骨在解剖学上属于不同的概念。筋主要是指肌肉、肌腱、筋膜、韧带、滑囊、腱鞘、关节囊、血管和神经等；骨主要指骨骼；但从生物力学的角度分析，二者是相互依存、相互为用的。筋健则骨强，骨强则筋健。筋伤会影响到骨，反之，骨伤也常合并筋伤。《灵枢》和《素问》中说："肝主膜，脾主肉，肾主骨""诸筋者，皆属于节""骨为干，脉为营，筋为刚，肉为墙，皮为坚"等，这些阐述说明了骨筋肉三者相互联系，密切相关。当肢体受损伤时，轻者伤筋动肉，重者过筋中骨，骨断必伴筋伤肉损。中医学记载的"筋歪""筋翻""筋裂""筋曲"等，就是骨折的常见并发损伤。即使是单纯的筋伤，在早起治疗时就应注意维持和发挥骨的支撑和筋的约束功能。筋骨并重，重视功能，治骨重筋肉。唐代《仙授理伤续断秘方》就非常重视固定后的功能锻炼，提出："凡曲转，如手腕脚凹手指之类，要转动，用药贴，将绢片包之，后时时运动，盖曲则得伸，得伸则不得曲，或屈或伸，时时为之方可"[38]。充分体现了骨伤科疾病治疗中的"动静结合"的思想。在《伤科汇纂》中指出，"诸骨各有本向，或纵入如钉，或斜迎如锯，或合笱如匮，总期体之固、动之顺而已恒卜"[39]，也体现了"动静结合"的学术思想。

　　宋老认为，筋骨损伤，必伤及气血、脏腑，《正体类要》序说："肢体损于外，则气血伤于内，营卫有所不贯，脏腑由之不和。"肢体损伤后气血必乱，皮肉筋骨脉的损伤则内动于脏腑。在《素问·刺要论》与《经脉别论》均提到皮伤脏损，记有"故刺毫毛腠理无伤皮，皮伤则内动肺，肺动则　秋病温疟，沂沂然寒栗。刺皮无伤肉，肉伤则内动脾，脾动则七十二日四季之月，病腹胀烦不嗜食。刺肉无伤脉，脉伤则内动心，心动则夏病心痛"。说明外伤后会影响肺、脾、心、肝、肾的功能而发病。

　　在治疗时，宋老注重"中医整体观念，内外兼治，手法整复与骨折三期辨证相结合"。

　　宋老认为，骨折的治疗过程是"瘀去、新生、骨合"的过程，对于骨伤科疾病的治疗，既要注意局部伤惰，又要注意患者全身的反应，通过四诊，全面搜集患者的证候表现，运用阴阳、气血、八纲和脏腑等理论进行辩证，按照不同的治疗原则指导遣方用药。

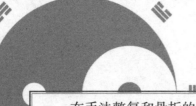

在手法整复和骨折的三期辨证相结合方面，宋老认为在手法复位时，要注意技巧，力争复位达到解剖复位，同时　强调内服和外用药物同用。内服药根据骨折三期（初期、中期和后期）的证候不同，辨证用药。

骨折初期

初期是骨折后，1~2周，外伤致气血不通，血溢脉外，瘀积不散，气滞血瘀。临床主要表现是患肢肿胀，疼痛，用药必然以活血化瘀为先，血不活则瘀血不能去，瘀血不祛，新血不生，则骨不能续。因此，骨折初期治疗以活血化瘀，消肿止痛为原则，方用当归 15g，红花 10g，孩儿茶 15g，赤芍 15g，元名异 15g，三七粉(冲)3g，土获苓 15g，穿山甲 6g，枳壳 9g，大腹皮 15g。

随症加减：大便秘结，体质壮实，苔黄脉数者可加枳实 10g，桃仁 9g，大黄 10g；瘀而化热或者开放性骨折合并感染，热邪蕴结，雍聚成毒者可加连翘 12g，金银花 12g，公英 15g，地丁 15g。

中期治疗

中期是骨折后，3~4周，局部疼痛减轻，肿胀渐消。骨已接，但未坚固，瘀血已去，但未尽除，宋老认为，此时不可再用攻下之法，以防耗伤正气。宜调和为主。方用当归 12g，丹参 15g，煅自然铜 15g，骨碎补 10g，补骨脂 10g，续断 15g，木通 6g，无名异 10g，落得打 10g。

随症加减：局部骨位已正、瘀血未消尽，动则作痛或肌肉串痛者加木香 9g，枳壳 9g，川楝子 9g，乌药 9g。

后期治疗

后期是骨折一个月以后，骨折断端较稳定，骨痂已开始生长，新生骨小梁逐渐增加和致密。宋老指出，此时应当根据脏腑气血的损衰情况进行补益。方用黄芪 20g，当归 12g，白芍 15g，熟地 15g，山药 15g，山萸肉 12g，杜仲 12g，续断 12g，天花粉

15g，骨碎补 12g，肉桂 12g

随症加减：中气不足、脾胃气虚者加党参 12g，白术 9g，茯苓 9g；肢体麻木者加土鳖虫 6g。

第一节　锁骨骨折

锁骨是呈"⌣"形的长管状骨，桥架于胸骨和肩峰之间，是肩胛带同上肢与躯干间的骨性联系。锁骨内侧段前凸，有胸锁乳突肌和胸大肌附着，外侧段向后凸，有三角肌和斜方肌附着。锁骨骨折很常见，多发生在中 1/3 处，各个年龄均可发生，但尤以青壮年及儿童多见。

病因病机分析：锁骨骨折多因传导外力引起，跌倒时多因肩部外侧或者手掌先着地，外力经肩锁关节传导至锁骨而发生骨折，以短斜形骨折为多。骨折后，内侧段因胸锁乳突肌的牵拉而向后上方移位，外侧段则因上肢的重力及胸大肌牵拉向前下方移位。直接暴力导致的骨折临床较少见，一旦发生，多为横断或这粉碎骨折。严重移位者，可并发锁骨后方的臂丛神经及锁骨下动、静脉损伤。骨折后局部肌肉痉挛、肿胀、疼痛、压痛明显。患者常以健手托着患侧肘部，以减轻上肢重量。头向患侧倾斜，下颌偏向健侧。宋老认为，幼儿常缺乏诉说能力，尤其是青枝骨折，患者临床表现常不明显，易贻误诊断，常在穿衣、上提患儿手或者从腋下托起时，患儿疼痛啼哭引起家长的注意。所以，临床上要重视。另外，锁骨外侧 1/3 骨折时，要仔细检查喙锁韧带是否损伤。难以诊断时，可拍摄双侧应力位 X 线片。即让患者站立或坐位，以手腕各悬挂重约 2.5～6.5kg 的物体（但不提在手中），并放松上肢肌肉，然后拍双肩正位 X 线片。如肩锁韧带断裂，则患者 X 线片示骨折移位加大。对于本病的治疗，宋老常采用手法复位、消定膏外敷、∞ 字绷带固定的方法，疗效显著。

正如清·吴谦《医宗金鉴·正骨心法要旨·锁子骨》所说："断伤此骨，用手法先按胸骨，再将肩端向内合之，揉摩断骨令其复位。"

治则治法：幼儿无移位骨折或青枝骨折以及成人无移位的裂缝骨折可用三角巾悬吊患侧上肢，一般1~2周即可痊愈。有移位的骨折，以常见的中1/3处骨折为例，可按以下方法治疗。

手法整复：患者坐在凳子上，挺胸抬头，双手叉腰，术者将膝部顶住患者背部正中，双手握其两肩外侧，向背侧徐徐牵引，使患者挺胸伸肩，即可复位或者改善。若仍有侧方移位，可用提按手法矫正。术者一手按压推锁骨内侧端向下，另一手向上提锁骨外侧骨折段，使两侧骨折端达到满意复位，再向中间对挤，使两骨折端互相嵌紧，∞字绷带外固定（图4-1）。

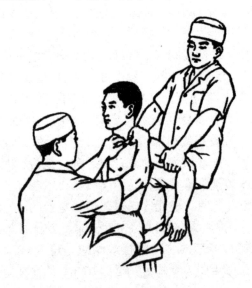

图4-1 锁骨骨折整复法

固定方法：在两腋下放置棉垫，用绷带从患侧肩后，绕经腋下，过肩前上方，横过背部，经过对侧腋下，绕对侧肩前上方，绕回背部，至患侧腋下，包绕 8～12 层。包扎后，用三角巾悬吊患肢在胸前，即是 ∞ 字绷带固定法；一般固定 4 周，粉碎骨折固定至 6 周，均可达骨折愈合。

对于无喙锁韧带断裂的锁骨外 1/3 有移位骨折，整复时让患者坐位，挺胸，上臂下垂，屈肘 90°。用一布袋绕过患肢腋部，经背后及胸前向健侧牵引，并用扩张木板撑开布袋；助手两手握住患肢上段向外上方牵引。术者一手经腋窝向上推顶肩关节，迫使锁骨远侧骨折段向上；另一手压锁骨近侧骨折段向下，再稍放松向外的牵引力，使两骨折端互相嵌紧。然后用肩锁吊带固定（图 4-2）。此吊带为帆布或皮革预制，能将伤侧肘关节和上臂向上提拉，并能将锁骨近侧段向下压，固定带系于健侧胸部。

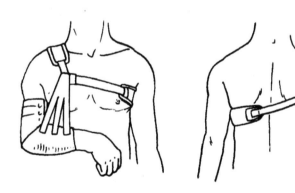

图 4-2　肩锁吊带固定

药物治疗：早期宜活血化瘀，消肿止痛。可内服自拟定痛活血汤加减，外敷消定膏；中期接骨续筋，内服可选用新伤续断汤；后期易气血虚弱，血不荣筋，宜养气血，补肝肾，壮筋骨，可内服八珍汤。儿童患者骨折愈合迅速，后期不必用药。开放性

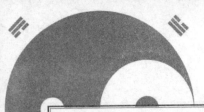

骨折或严重移位的骨折可采用手术治疗。

初期处方：定痛活血汤。

当归 18g，川芎 18g，苏木 6g，落得打 6g，红花 9g，乳香、没药、三七各 3g，炒赤芍药、枳壳各 9g，地龙 6g，紫荆皮 9g 孩儿茶 6g。

方义：方中当归、川芎、赤芍、苏木、红花活血补血活血，散瘀消肿止痛；枳壳行气止痛；地龙通经活络；紫荆皮、孩儿茶活血止血通经络；乳香、没药调气活血，止痛。

功能锻炼：骨折复位固定后可作手指、腕和肘关节的屈伸活动及用力握拳；中期做扩胸运动；后期可做肩外展和旋转运动。在骨折愈合前，严禁抬臂，以免产生剪切力进而影响骨折愈合。睡眠时可在肩胛部垫枕，使肩部后仰，便于维持复位后的位置。

按语：锁骨骨折正确的复位、良好的固定，配合内外用药，疗效较好。但因锁骨的解剖位置特殊，实际上要想维持复位后的位置较难，一旦复位后再移位，难免会残留一定的畸形，但一般不影响肩关节的功能。所以，有时虽然骨折愈合后局部外观不十分好看，也不必太在意。尽量不采用手术切开复位和固定。因为手术剥离骨膜时容易损伤局部的血液循环，常导致骨折不愈合。如必须手术时，应注意减少局部的创伤和骨膜的剥离范围。

典型验案

方某，男，26 岁，因左肩疼痛、活动受限 2 小时来诊。患者于两小时前，因踢球不慎跌倒，手掌着地，当即感左肩疼痛，左臂无法活动，遂被同事送到医院就诊。患者以右手托住左肘，头部向左侧倾斜，下颌偏向右侧，左肩肿胀，皮下瘀斑，局部轻微隆起畸形。二便如常，舌质淡，苔薄白，脉弦。

X 线片检查显示：左锁骨中段骨折。

治则治法：手法复位，∞ 字绷带固定，配合定痛活血汤中药内服（同上）。

二诊：一周后患者复诊，患处疼痛、肿胀、瘀斑明显减轻，固定后未出现再移位。嘱其继续固定，中药在原方的基础上加煅自然铜 15g，骨碎补 10g。

三诊：两周后患者来诊，局部疼痛、肿胀、瘀斑已消失。复查 X 线片示：骨折端对位良好。停上述方药，给予如下新伤续断汤加减。嘱其适当握拳功能锻炼。

两周后再诊，局部症状已消失，X 片示骨折端已有骨痂生长，对位对线良好。解除外固定，嘱其继续功能锻炼。

当归 12g，泽兰 10g，煅自然铜 15g，骨碎补 10g，补骨脂 10g，续断 15g，黄芪 10g，桃仁 6g，木香 9g，落得打 10g，白芍 15g，山萸肉 12g。

按语：锁骨骨折是临床常见病和多发病，本例患者受伤后 2 小时来诊，X 线片示骨折端移位较轻，故给予手法复位、固定及骨折早期用药的定痛活血汤治疗，乃根据宋老："血不活则瘀不祛，瘀不祛则络不通，不通则痛"的观点而治。一周后二诊时患者症状明显减轻，但此时瘀虽消散，但骨折端连接尚未坚实，故加自然铜、骨碎补以接骨续筋；三诊时显示骨折端仍未再移位，但此时已进入骨折修复的中期阶段，故给予新伤续断汤加减。方中当归、泽兰、落得打活血化瘀，消肿止痛；桃仁润肠通便；木香气止痛；煅自然铜、骨碎补、补骨脂、续断补肾接骨；黄芪益气；白芍、山萸肉补益脾肾。5 周后骨折端已愈合。

第二节　肱骨外科颈骨折

肱骨外科颈位于解剖颈下 2～3cm，相当于大、小结节下缘与肱骨干的交界处。此处乃松骨质与致密骨质交界处，易发生骨折。且此处有腋神经紧靠肱骨外科颈内侧向后进入三角肌，臂丛神经和腋动静脉经过腋窝，故骨折严重移位时可并发神经血管损伤。

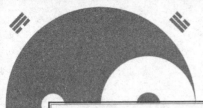

病因病机分析：本病多因跌倒时手掌或肘部先着地后暴力传达到肱骨外科颈而引起，若上臂在外展位，则为外展型骨折，若上臂在内收位，则为内收型骨折。以老年人多见，儿童与成人亦可发生。临床上常分为三型（图4-3，图4-4，图4-5）。

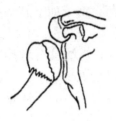
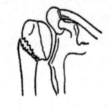
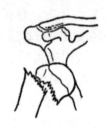

图4-3 外展型骨折　　图4-4 内收型骨折　　　图4-5　骨折脱位

1. 外展型骨折

受外展传达暴力所致。断端外侧嵌插，内侧分离，多向前、内侧成角。远端有时向内侧移位，多伴肱骨大结节撕脱骨折。

2. 内收型骨折

受内收传达暴力所致。断端外侧分离，内侧嵌插，多向外侧成角。

3. 肱骨外科颈骨折合并肩关节脱位

受外展外旋传达暴力所致。若暴力继续作用于肱骨头，可引起前下方脱位，如肱骨头受得不到整复，常容易造成患肢严重的功能障碍。

肱骨外科颈骨折为接近关节的骨折，周围肌肉丰富，骨折后容易并发肱二头肌长头肌腱炎或肩关节周围炎。

受伤后局部出现疼痛、肿胀和功能障碍，压痛及纵轴叩击痛，上臂内侧瘀斑。非嵌插性骨折可出现骨擦音以及异常活动。宋老认为，肱骨近端骨折治疗的主要目标是恢复肩关节的功能，保持肩袖各肌肉肌腱的正常运动张力，尽可能避免复杂的手术和

宋贵杰诊疗经验集锦

内固定。手法整复仍是首选。包括部分陈旧性骨折，在一个半月之内用手法复位仍可取得良好的效果。即使骨折复位不十分满意，如早期能注意恰当的功能锻炼，亦可取得良好的效果。

治则治法：无移位的裂缝骨折或者嵌插骨折，患肢仅用三角巾悬吊 1～2 周即可开始活动。对少数骨折完全移位，不能手法复位，日后又必然影响肩关节功能者，切开复位和内固定。有移位骨折可手法复位、夹板固定配合药物及功能锻炼治疗。

1. 整复方法

患者坐位或卧位，一助手用布带绕过腋窝向上提拉，屈肘90°，前臂中立位，另一助手握其肘部，沿肱骨纵轴方向牵拉，纠正缩短移位，然后根据不同类型再采用不同的复位方法。

外展型骨折：术者两拇指抵住骨折近端外侧，其余四指环抱骨折远端之内侧，即将骨折远端向外牵拉，此时助手将病人肘部内收即可。

内收型骨折：术者两拇指压住骨折部向内推，其他四指使远端迅速外展，助手在牵引下将上臂外展即可复位。如成角畸形过大，还可继续将上臂上举过头顶；此时术者立于患者前外侧，用两拇指按压远端，其他四指挤按成角突出处，如有骨擦感，断端相互抵触，则表示成角畸形矫正。

对合并肩关节脱位者，可先整复骨折，再整复脱位；亦可先整复脱位，在整复骨折。

先整复骨折，再整复脱位。患者平卧，患肢外展，顺势拔伸牵引 10～20min，术者两拇指自腋窝将肱骨头前下缘向上、向后、向外推顶，其余各指按住近肩峰处以作支点，使肱骨头纳入肩关节盂而复位。如果骨折端仍有侧方或成角移位，可作捺正手法矫正之。

先整复脱位，再整复骨折。方法与上方法基本相同，先将肱骨头推入关节盂内，再按内收或外展骨折而给以复位。

宋贵杰诊疗经验集锦

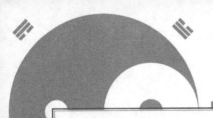

2. 固定方法

宋老强调,外展型骨折应使肩关节保持在内收位,切不可作肩外展抬举动作,尤其在固定早期更应注意这一点,以免骨折再移位。对内收型骨折,在固定早期则应维持在外展位,勿使患肢作内收动作。可采用上臂超肩关节夹板固定。长夹板三块,下达肘部,上端超过肩部,夹板上端可钻小孔,以系布带结,夹板上端超过肩部 3~4cm,以便超肩关节固定。短夹板一块,由腋窝下达肱骨内上髁以上,夹板的一端用棉花包裹,呈蘑菇头状,做成蘑菇头状大头垫夹板。固定时,在维持牵引下,术者捏住骨折部保持复位后位置,并将棉垫 3~4 个,放于骨折部的周围,三块长夹板分别放在上臂前、后、外侧,短夹板放在内侧。内收型骨折,内侧夹板大头垫应放在肱骨内上髁上部;外展型骨折,大头垫应顶住腋窝部。有向前成角者,在前侧夹板下相当于成角突出处放一平垫;内收型骨折者,在外侧夹板下相当于成角突出处放一平垫、外展型骨折者,则在外侧夹板下相当于肱骨大结节处放一平垫。对于合并肩关节脱位者,夹板和固定垫的放置位置应与内收型的相同。先用三条横带在骨折部下方将夹板绑紧,然后用长布条超过三块超关节夹板顶端的孔;作环状结扎,再用长布带绕至对侧腋下,用棉垫垫好后打结,以免压破腋下的皮肤。

夹板固定后,应密切观察患肢血运,及时调整夹板松紧度,抬高患肢。夹板固定 4~5 周后可拆除。

对严重的粉碎骨折,若病人年龄过大,全身情况很差,可用三角巾悬吊,任其自然愈和。粉碎骨折手法复位很难成功,即便复位也不容易使骨折端稳定,可采用手术方法治疗。对青壮年的严重粉碎骨折,估计切开复位难以内固定时,可做尺骨鹰嘴外展位牵引,辅以手法复位,小夹板固定。

3. 药物治疗

初、中、后三期治疗同上。

4. 功能锻炼

早期让患者握拳，屈伸肘、腕关节等活动；中期练习肩关节各方向活动。后期应配合消定膏或中药熏洗，以促进肩关节恢复功能。

典型验案

党某，男，17岁。患者右上肢被三轮车撞伤后疼痛、活动受限4小时。检查:右上臂肿胀、瘀斑，外展、上举活动受限；X线片示：肱骨外科颈骨折，远端向内上方移位，折端重叠约1cm。

诊断：右肱骨外科颈

治则：手法复位，超肩关节夹板固定。给予定痛活血汤内服。

二诊：3周后患者来诊，自诉局部疼痛、肿胀基本消失。查体：局部瘀斑消失。将中药改为新伤续断汤内服。同时嘱其开始行右肩关节各方向功能锻炼。一年后随访，患者右肩关节功能活动良好。

按语：肱骨外科颈骨折属近肩部骨折，保存肩部的功能至关重要。所以老师建议尽量采用传统的手法复位和夹板外固定来治疗，以防手术破坏血运，影响骨折愈合。所以，应尽量避免手术治疗。同时，配合药物和功能锻炼，可防止肩部粘连性关节炎的发生。

第三节　肱骨髁上骨折

肱骨髁上骨折系指肱骨远端内外髁上方的骨折。髁上部处于松骨质与致密骨质的交界处，其后有鹰嘴窝；其前有冠状窝，两窝之间只有一层极薄的骨片，故肱骨髁上极易发生骨折。前臂完全旋后时，上臂与前臂纵轴呈10°～15°外翻的携带角，骨折移位可使此角改变而呈肘内翻或肘外翻畸形。当肱骨髁上骨折处理不当时，易引起Volkmann缺血性肌挛缩或者肘内翻畸形。且

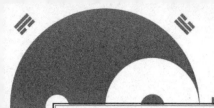

肱二头肌腱膜下有肱动脉和正中神经从肱骨前方通过，肘窝前外方有桡神经通过并分成深浅两支进入前臂。所以，肱骨髁上骨折时，也易合并神经损伤。故治疗时必须加以注意。

病因病机分析：肱骨髁上骨折多因跌倒后传达暴力引起。根据暴力的形式和受伤机理的不同，分为伸直型、屈曲型和粉碎型三种（图4-6、图4-7、图4-8）。若在伸肘位跌倒，手掌触地，地面反作用力经手掌、前臂传达到髁上，将肱骨髁推向后上方，由上而下的重力将肱骨干推向前方，此为伸直型骨折，容易合并血管神经损伤。若在屈肘位跌倒，肘后侧触地，暴力从肘后经尺骨鹰嘴传达到髁上，把肱骨髁由后下推向前上方，此为屈曲型骨折。根据骨折端向侧方移位的情况，伸直型和屈曲型骨折又可分为尺偏型与桡偏型。如肱骨下端受到压缩性的暴力，则常发生粉碎型骨折，肱骨下端劈裂成内、外踝两骨片。局部可出现疼痛、肿胀、压痛和功能障碍。宋老强调，肱骨髁上骨折临床上儿童多见，一定要及时正确地手法复位，尽量避免手术治疗，以免破坏骨骺的血运，出现骨骺生长障碍和肘内翻畸形或合并血管神经损伤。

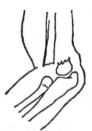
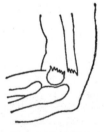
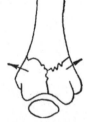

图4-6 肱骨髁上　　　　图4-7 肱骨髁上　　　　图4-8 肱骨髁上
　骨折伸直型　　　　　　骨折屈曲型　　　　　　骨折粉碎型

治则治法：无移位骨折可用颈腕带屈肘90°悬吊患肢2~3周，有移位骨折则应用手法复位、夹板固定及药物治疗。

1. 整复方法

对于成人的髁上骨折复位，患者需仰卧位，两助手分别握住其上臂和前臂，顺势拔伸牵引，术者两手分别握住骨折的远近段，相对挤压，以纠正重叠移位。若远段旋前（或旋后），应首先纠正旋转移位，使前臂旋后（或旋前）。上述移位纠正后，若整复伸直型骨折，则用两拇指从肘后推远端向前，两手其余四指重叠环抱于骨折近段向后拉，并用捺正手法矫正侧方移位，再令助手在牵引下徐徐屈曲肘关节即可；整复屈曲型骨折时，方法与上述相反，应在牵引后将远端向背侧下压，并慢慢伸直肘关节。对于粉碎型骨折或局部肿胀严重，水泡较多，而不能手法复位或复位后固定不稳者。可行尺骨鹰嘴牵引或皮肤牵引，重量1～2kg，4～7d后再进、行复位。如粉碎骨折，伴患肢皮温较低，发凉或麻木者，及时进行手术复位并探查肱动脉情况。

2. 对于小儿整复

患儿取仰卧位或坐位，一助手握患者上臂，另一助手握住患儿前臂及腕部，对抗牵引2min，以矫正移位。对于伸直型骨折，术者将两手拇指推尺骨鹰嘴处向前，其余手指把握近端前侧向后拉，矫正前后移位，同时令助手在维持牵引下屈曲肘关节80°~90°，此时可感觉到骨折复位。对于屈曲型骨折，将两手拇指置于肘窝处，将远折端向后推压，其余手指置近端向前提拉，矫正前后移位，同时嘱助手伸肘即可复位。最后在维持牵引下，视其肘部及内外翻情况，纠正存在的旋转移位后，将骨折远端稍向桡侧倾旋挤压，使骨折断端桡侧骨皮质嵌插，保持肘部提携角出现，使得尺侧倾旋矫正。

3. 固定

复位后将肘关节固定于屈曲90°～110° 3周。夹板长度上达三角肌中部，内外侧夹板下达肘窝，前侧板下到肘横纹，后侧板远端呈向前弧形弯曲，使最下一条布带斜跨肘关节缚扎而不致滑脱。为防止骨折远端后移，可在鹰嘴后方加梯形垫；为防止内翻，可在骨折近端外侧及远端内侧分别加塔形垫，夹缚后用颈腕

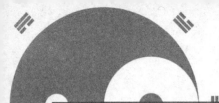

带悬吊。屈曲型骨折应固定肘关节于屈曲 40°～60° 8 周，以后逐渐屈曲到 90° 1～2 周。

4. 药物治疗

儿童髁上骨折早期宜活血祛瘀，消肿止痛，给予定痛活血汤内服。如肿胀严重、血运循环障碍者可加鸡血藤、茅根、木通。合并神经损伤者应加土鳖虫、白花蛇舌草。中、后期内服药可停用；成人骨折仍按三期辨证用药。局部水泡较大者，可用针刺破，抽吸泡内液体，并用酒精棉球挤压，外涂紫药水。解除固定后，可用宋贵杰教授之敦煌活络洗液熏洗，有舒筋通络、利关节的作用，以预防关节强直。

5. 功能锻炼

早中期以腕、手和肩关节主动活动为主，夹板固定期间多作握拳、腕关节屈伸等活动，粉碎骨折应在伤后三周在牵引下开始练习肘关节屈伸活动。儿童髁在家长协助下进行肘关节的伸屈功能锻炼，最好在玩耍中进行，以不引起疼痛和肘部再度肿胀为原则，严禁暴力活动。

典型验案

患儿，男，6 岁，2h 前滑到后致左肘关节肿胀、疼痛伴活动受限来诊。检查:左肘肿胀、瘀斑，无水泡，屈伸活动受限，左上肢皮肤温度尚可；X 线片示：左肱骨髁上骨折，肱骨髁向后上方移位，肱骨干向前下方移位。

诊断：左肱骨髁上骨折。

治则：手法复位，夹板固定。给予定痛活血汤内服。

二诊：2 周后患者来诊，局部肿胀、瘀斑基本消失。同时嘱其开始行右肩关节各方向功能锻炼。一月后来诊，患儿症状消失，左肘功能活动良好，解除夹板固定，嘱家长协助患儿进行肘关节屈伸活动功能锻炼。

按语：肱骨髁上骨折后局部血液循环丰富，骨折发生后局部易出现肿胀、疼痛，有时可出现张力性水泡或血泡，用手法复位配合定痛活血汤活血化瘀，消肿止痛，以改善血液循环。使瘀祛血活骨续。夹板固定后要及时鼓励患儿主动进行功能锻炼，主要以握拳、活动腕关节为主，一般夹板固定 3 周左右即可拆除。夹板拆除后嘱咐患儿家长指导患儿进行屈伸肘关节活动，防止局部关节僵硬，另外，对于伤肢肿胀严重者，整复后应密切观察伤肢肿胀情况、末梢血运、运动及感觉，警惕 Volkmans 缺血性肌挛缩的发生。如骨折后局部疼痛、苍白、脉搏减弱、末梢发凉，复位后这些症状仍然没有消失，患肢未变暖，摸不到桡动脉搏动者，多考虑 Volkmans 缺血性肌挛缩。需给予及时手术探查。

第四节　前臂双骨折

前臂骨是由尺骨和桡骨组成的，前臂双骨折又称为尺桡骨干双骨折。尺骨通过上、下尺桡关节及骨间膜与桡骨相连，桡骨沿着尺骨旋转，回旋幅度可达 150°。尺桡骨之间由坚韧的骨间膜相连，，几乎连接桡尺骨的全长，其松紧度是随着前臂的旋转而发生改变。前臂中立位时，两骨干接近平行，骨干间隙最大，骨干中部距离最宽，骨间膜上下松紧一致，对桡尺骨起稳定作用；当旋前或旋后位时，骨干间隙缩小，骨间膜上下松紧不一致，则两骨间的稳定性消失。因此，尽可能在骨折复位后将前臂固定在中立位。而且，尺、桡骨干有多个肌肉附着，起、止部位分布分散，当骨折时，由于肌肉的牵拉，常导致重叠、成角、旋转及侧方移位，故整复较难。

病因病机分析：直接暴力、传达暴力或扭转暴力均可造成前臂双骨折。直接暴力多由于重物打击、机器或车轮的直接压榨，或刀砍伤，导致同一平面的横断或粉碎性骨折（图 4-9），多伴有不同程度的软组织损伤，包括肌、肌腱断裂，神经血管损伤

宋贵杰诊疗经验集锦

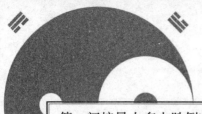

等。间接暴力多由跌倒时手掌着地，暴力通过腕关节传导，由于桡骨负重多于尺骨，暴力作用首先使桡骨骨折，若残余暴力比较强大，则通过骨间膜向内下方传导，引起低位尺骨斜形骨折（图4-10）。扭转暴力多由于跌倒时手掌着地，同时前臂旋转，导致不同平面的尺桡骨斜形或螺旋形骨折（图4-11）。受伤后患者局部疼痛、肿胀，压痛，前臂功能障碍。完全骨折时多有成角畸形、骨擦音及异常活动，但儿童青枝骨折仅有成角畸形。宋老强调，本病 X 线照片时须包括肘关节和腕关节，以确定有无桡尺上、下关节脱位。临床治疗方面，宋老认为，对无开放性骨折，尽量采用手法复位结合夹板外固定治疗前臂双骨折，治疗时除了良好的对位、对线以外，应特别注意成角畸形和旋转。

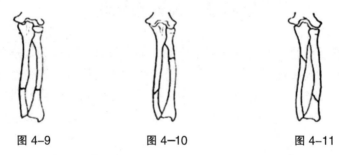

图 4-9   图 4-10   图 4-11

治则治法：及时手法复位，小夹板固定配合药物治疗。对于手法复位失败，受伤时间较短，或合并神经、血管、肌腱损伤，伤口污染不重的开放性骨折可用手术治疗。

1. 手法复位

患者坐位挺胸，屈肘 90°，中、下 1/3 骨折取前臂中立位，上 1/3 骨折取前臂旋后位，两助手作拔伸牵引 2~5min，医生双手从骨折端上下各 10cm 处由上向下采用夹挤分骨手法矫正侧方移位，在助手维持牵引的同时，医生先用两手拇指折顶，再四指交叉紧握前臂，一手掌在掌侧，一手掌在北侧，分别按压远近骨折端进行端提挤压，以矫正重叠、旋转及成角畸形。桡尺骨干双骨折均为不稳定时，如骨折在上 1/3，则先整复尺骨；如骨折在下 1/3，则先整复桡骨；若桡尺骨骨折断端互相靠拢时，可用两手的拇指和食、中、环三指分置骨折部的掌、背侧，用力将尺、桡骨间隙分到最大限度，使骨间膜恢复其紧张度，使向中间靠拢的桡、尺骨断端恢复正常间距。

如为小儿前臂双骨折，手法整复时采用分析旋屈手法。患儿平卧或由家长抱坐怀中前臂中立位，屈肘 90°。一助手握其前臂上部，一助手握手部，徐徐用力拔伸牵引。术者双手拇指与其余 4 指相对，分别置于尺桡骨断端之骨间隙，沿前臂纵轴方向夹挤。并分别向桡、尺侧提拉分骨，同时加大骨折成角。然后，2 拇指顶住骨折远端背侧，其余 4 指托提近端骤然反折回旋，并迅速掌屈尺偏。复位后医者两手稳住骨折断端，令助手在牵引下轻巧地左右回旋骨折远端，使其对位稳定。

2. 固定方法

复位后掌背侧放置分骨垫，呈柱状，以胶布固定于掌及背侧夹板的相应部位。若骨折原有成角畸形者，则采用三点加压法。各垫放置妥当后，分别在掌、背、桡、尺侧 4 块夹板；掌侧板由肘横纹至腕横纹，背侧板由鹰嘴至腕关节或掌指关节。桡侧板由桡骨头至桡骨茎突，尺侧板自肱骨内上髁下达第五掌骨基底部，掌背两侧夹板要比桡尺两侧夹板宽，夹板间距离约 1cm。布带 3 条捆扎夹板，屈肘 90°，三角巾悬吊，前臂原则上放置在中立位，固定至临床愈合，成人约 6~8 周，儿童约 4~6 周。宋老认为，在固定期间，除给予药物治疗外，要鼓励及指导患者作适当功能锻炼。此外，调整夹板松紧度及拍片复查时，应用双手托平患肢小心搬动，以防骨折再移位。

3. 药物治疗

按骨折三期辨证用药，若后期前臂旋转活动仍有障碍者，应

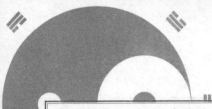

加强中药熏洗和功能锻炼。

4. 练功活动

初期鼓励患者作手指背伸、腕关节屈伸活动及上肢肌肉舒缩活动；中期开始作肩、肘关节活动（如小云手、大云手等），活动范围逐渐增大，但不宜作前臂旋转活动。解除固定后作前臂旋转活动。

典型验案

陈某，女，5 岁，伤后 2d 就诊。患儿走路时不慎跌倒，致右前臂受伤。在某医院诊断为右侧尺桡骨远端双骨折，因其家长不主张手术治疗，慕名来我院诊治。

检查：右前臂远端肿胀、畸形，皮肤青紫瘀斑，手指活动受限，前臂功能障碍，无感觉异常。

诊断：右前臂双骨折。

治则：因肿胀甚，先以活血祛瘀、消肿止痛的中药活血定痛汤煎汤内服，并用宋教授的敦煌活络洗液熏洗。4d 后肿胀明显消退，采用上述小儿手法复位成功，夹板固定。复位后 X 线片示达解剖对位。4 周后解除外固定。功能恢复正常，1 年后随访，无遗留后遗症。

按语：本病多为外力打击或跌倒时前臂处于外展略旋前位，手掌触地而致伤。儿童致尺桡骨远端双骨折的原因，可能与其腕骨发育不完全，外力直接作用于尺桡骨下端有关。尺、桡骨干双骨折后，由于损伤暴力和前臂肌肉牵拉的综合作用，导致断端间重叠、成角、侧移和旋转畸形。前臂的特殊功能是旋转，骨折后的四种移位中，旋转变位也是主要的。由于旋转，尺桡骨之间的对应关系发生改变，尺桡骨互相靠拢，骨间膜失去生理性张力平衡，使骨折端失去稳定。解决好旋转移位，其他移位就好解决了。单纯的牵引手法虽能解决重叠、旋转移位，但由于尺、桡骨为并列双折，常常顾此失彼，不能满意复位。只有恢复尺、桡骨的正常骨间隙和前臂骨间膜的生理张力，才能使骨折满意复位。因此，利用分骨手法在断端间加压，克服尺、桡骨互相靠拢的倾向、使骨折端相对稳定，上下尺、桡两骨各自成为一个单位，就为纠正各种移位提供了先决条件。使前臂处于中立位。同时，正常骨间隙的恢复，也是衡量整复质量的重要标准。只有远近骨折段间的骨间隙相等，才能表明骨折端的旋转、成角畸形得到了纠正。本例基于儿童尺桡骨双骨折的特点，采用分骨、折顶、回旋、屈曲手法，能够有效地纠正骨折的移位，且手法简便，动作轻巧，迅速连续，疗效较好。

第五节　桡骨远端骨折

桡骨远端骨折是指桡骨远侧端 2.5 ~ 3cm 以内的骨折。此处为密质骨与松质骨交界处，是临床上解剖薄弱之处，一旦遭受外力，容易骨折。桡骨远端骨折较常见，约占全身骨折总数的 1/6。桡骨远端与腕骨（舟状骨与月骨）而形成关节面，其背侧边缘长于掌侧，故关节面向掌侧倾斜为 10° ~ 15°（称为掌倾角）。桡骨下端内侧缘切迹与尺骨头形成下尺桡关节，切迹的下缘为三角纤维软骨的基底部附着，前臂旋转时桡骨沿尺骨头回旋，而以尺骨头为中心。桡骨下端外侧的茎突，较其内侧长 1 ~ 1.6cm。故其关节面还向尺侧倾斜 20° ~ 25°（称为尺倾角）。宋老认为，桡骨远端骨折复位时，应尽可能达到解剖复位，以恢复其掌倾角和尺倾角。

病因病机分析：本病多为跌倒时，躯干向下的重力与地面向上的传导力交集于桡骨下端，而发生骨折。此外间接暴力所致。骨折的程度与暴力的大小有关。临床上根据受伤的姿势及骨折移位程度的不同，可分为伸直型和屈曲型骨折两种。伸直型骨折，是腕关节呈背伸位跌倒时，手掌先着地而造成。此型骨折远段向

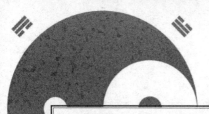

背侧和桡侧移位，桡骨远段关节面改向背侧倾斜，向尺侧倾斜减少或完全消失，甚至形成相反的倾斜。易合并尺骨茎突骨折，且下桡尺关节的三角纤维软骨盘随骨折片移向桡侧背侧。成屈曲型骨折，是腕关节掌屈位跌倒，手背先着地而造成。此型骨折远段向桡侧和掌侧移位，此型骨折较少见。直接暴力造成的骨折多为粉碎型。老人、青壮年、儿童均可发生。如 20 岁以前，桡骨下端骨骺尚未融合而发生的骨折，多为骺离骨折。桡骨远端受伤后局部疼痛、肿胀、功能部分或完全障碍。骨折远端向背侧移位时，可见"餐叉样"畸形；向桡侧移位时，呈枪上刺刀状畸形；无移位或不完全骨折时，肿胀多不明显，仅局部疼痛、压痛，环状压痛和纵轴压痛，腕和指运动不便，握力减弱，须注意与腕部软组织扭伤鉴别。宋老认为，桡骨远端骨折手法复位非常关键，最好一次成功。否则，反复的手法整复会加重局部的损伤。清·胡廷光《伤科汇纂》说："腕骨屈而宛，形如龙虎吞，手心贴于前，仰掌向上掀，指背翻于后，手掌往下扣，均须带拔势，妙法出秘门"。同时，及时的骨折三期辨证治疗及恰当的固定和功能锻炼也很重要。宋老认为，复位后的固定体位，应与造成该类骨折的作用机制相反。故桡骨下端伸直型骨折，须采用掌屈、前臂旋前或中立位固定，2 周后改为旋后位固定。是因为旋后位固定时肱桡肌放松，消除了它对骨折远端骨块的影响，有利于骨折复位后的稳定性。宋老强调，因骨折后夹板固定，影响局部的血液循环，加之运用活血化瘀药物，易伤脾阳，故骨折后期容易出现肿胀的现象，临床应注意对骨折后期肿胀的治疗。

治则治法：治疗的目的是恢复腕关节的运动功能。无移位的骨折不需手法整复，仅用掌、背两侧夹板固定 2～3 周即可，有移位的骨折须手法整复、夹板固定及三期用药和功能锻炼。

1. 手法整复

患者坐位，肘关节屈曲 90°，前臂中立位。对于骨折线未进入关节伸直型骨折，整复时一助手把住上臂，术者两拇指并列置于远端背侧，其他四指置于其腕部，扣紧大小鱼际肌，先顺势拔伸 2 ~ 3min，待重叠移位完全纠正后，将远段旋前，并利用牵引力，骤然猛抖，同时迅速掌屈尺偏，即可复位（图 4-12）；整复骨折线进入关节或者骨折块粉碎的伸直型骨折时，则在拔伸牵引纠正重叠移位后，术者双手拇指在背侧按压骨折远端，双手余指置于近端的掌侧端提拉近端向背侧，同时迅速使腕掌屈、尺偏，以纠正侧方移位。整复屈曲型骨折时，在两助手拔伸牵引下，术者用两拇指由掌侧将远段骨折片向背侧推挤，同时用食、中、环三指将近段由背侧向掌侧挤压，然后捏住骨折部，牵引手指的助手徐徐将腕关节背伸即可。

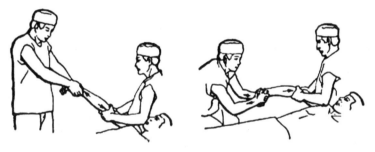

图 4-12　桡骨下端伸直型骨折复位法

2. 固定方法

4 块夹板固定。伸直型骨折夹板上端达前臂中、上 1/3，桡、背侧夹板下端应超过腕关节，放夹板前在骨折远端背侧和近端掌侧分别放平垫；屈曲型骨折则桡、掌侧夹板下端应超过腕关节，在远端的掌侧和近端的背侧各放平垫，扎三条布带，最后将前臂悬挂胸前，保持固定 4 ~ 5 周。

3. 药物治疗

按骨折三期辨证用药。初期注重凉血与活血化瘀，中期着重

于和营生新，后期采用益气健脾以及补肾通络。

4. 功能锻炼

固定期间积极作指间关节、指掌关节屈伸锻炼及肩肘部活动。解除固定后，作腕关节屈伸和前臂旋转锻炼。

典型验案

王某，女，55 岁，昨日不慎跌仆，左手撑地受伤，左手腕部肿胀青紫、疼痛，压痛明显，呈"银叉"样畸形。X 线摄片显示：左桡骨远端骨折伴尺骨茎突撕脱骨折。脉细，舌偏暗，苔薄白。

诊断：尺桡骨远端骨折。

治则治法活血化瘀、续骨止痛。先给予手法整复，再外敷消定膏。

处方：当归 9g，川芎 9g，地鳖虫 9g，赤芍药 9g，泽兰 9g，防风 9g，青皮、陈皮各 6g，王不留行 9g，苏木 6g，7 剂，水煎服。

当归 18g，川芎 18g，苏木 6g，地龙 9g，鸡血藤 15g，乳香、没药、三七各 3g，赤芍、枳壳各 9g，血竭 4.5g，桃仁 9g，生地黄 12g。

方义：方中当归、川芎、赤芍、苏木、红花祛瘀活血，散瘀消肿止痛；枳壳行气止痛；地龙通经活络；鸡血藤活血通经络；乳香、没药调气活血，止痛；生地黄滋阴补水；桃仁润肠通便；血竭活血散瘀，定痛止血

二诊：一周后，患者左腕部肿胀已消，疼痛减轻，瘀凝消散。此为瘀凝渐化，骨骼未续，治拟化瘀生新、续骨止痛。给以按揉摇抖理筋手法;外敷消定膏，小夹板固定。

处方：当归 12g，丹参 15g，煅自然铜 15g，骨碎补 10g，补骨脂 10g，续断 15g，姜黄 9g，无名异 10g，落得打 10g，木香 9g。

三诊：3 周后，X 线摄片显示：骨折远端已见骨痂生长。给

予后期的补益肝肾、气血治疗。服 7 剂后痊愈。

处方：黄芪 20g，当归 12g，白芍 15g，白术 15g，熟地 15g，山药 15g，山萸肉 12g，杜仲 12g，续断 12g，天花粉 15g，骨碎补 12g，肉桂 12g。

按语：临床治疗桡骨远端骨折，首先是接骨理伤，主要是用手法整复，再用夹板固定。

伤骨而动全身，调整气血和脏腑功能显得颇为重要。尤其是后期，为了使骨折尽快愈合，补益肝肾、气血显得尤为重要。正如明代薛己在《正体类要》中指出："肢体损于外，则气血伤于内，营卫有所不贯，脏腑由之不和，岂能纯任手法而不求之脉理，命其虚实以施补泻。清代陈士铎更强调外伤内治之法。他曰："其外治者，手法所以复其位，正其斜而理其筋，敷贴所以化其瘀，消其肿而止其痛，夹缚所以固其位而定其动。内治者，当主祛瘀和营，调气化滞，固筋壮骨。伤有轻重，积瘀而体盛者，宜先逐瘀而后调益，质弱形赢者，宜先调益而后祛瘀；留瘀不多，不宜妄施攻逐，气滞不佳，何能乱投颇耗；老弱者，刻刻顾其元气，质盛伤重者，骨续之后，终须调补肝肾，扶脾益胃收功"。如骨折后期肿胀不消退者，多属固定后缺乏有效的功能锻炼，肌肉发生失用性萎缩，其对血液循环的"唧筒"作用减弱，局部静脉和淋巴瘀滞，回流障碍所致。局部骨断筋伤，气血阻滞，病程日久，耗气伤阳，可用实脾饮中药内服。是取水之所制者脾，水之所行者肾，脾阳虚则不能运化水湿，肾阳虚则水不能蒸腾汽化，水湿停聚，溢于肌肤而肿。故用温补脾肾之法效佳。临床病情变化多端，医法亦应灵活应用。但知此则外伤内治之道思过半矣。

总之，宋老师认为，骨折"三期分治"法，可将每一阶段的用药特色，与骨折修复过程中的每一时段有机结合，这样可加速愈合，减少骨折后遗症的发生。

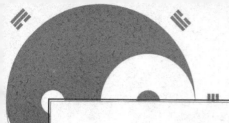

第六节　脊柱骨折

　　脊柱就是老百姓平常所说的脊梁骨，位于背侧正中，由32个椎骨、23个椎间盘和许多长短不同的韧带组成。从解剖结构上讲，它是身体的中轴和支柱，具有负重、缓冲振荡、保持人体平衡和运动及对内脏器官保护作用的功能。典型的椎骨由前方的椎体与后方的椎弓及由椎弓发出的突起三部分组成。椎体呈扁圆形，主要有松质骨构成，外被以薄层皮质骨，由颈椎向下负重逐渐增加，椎体体积也逐渐增大，至第4、5腰椎和第1骶椎体积最大。椎骨之间借椎间盘、韧带和肌肉连接。椎间盘共23个，位于第2颈椎至第1骶椎的两个相邻的椎体之间，其中央为含水量很高的髓核，外有致密的纤维环包绕并连接固定于相邻椎体边缘，形成一个密闭的类似水囊的弹性结构。由于椎间盘前后高度的差异，就形成了脊柱颈段、腰段前凸，胸段后凸的生理弯曲，以缓冲外力对脊柱的冲击和震荡。脊柱的运动和稳定与其解剖结构有密切关系。相邻两个椎骨的上下关节突构成关节突关节，有关节囊围绕，属微动关节。由于颈、胸、腰各段的运动方向和范围不同，在脊柱后方起主要引导运动方向作用的小关节的形状及排列方向也不一致。胸椎的关节突与椎体呈60°～70°角，下关节突位于上关节突的背侧，且胸椎棘突细长伸向后下，彼此迭掩，又有胸肋和肋椎关节加强，故稳定性良好。腰椎的关节突关节则呈外后向内前的斜位排列，既有利于腰椎运动而且稳定性良好。椎骨的后部结构不但对运动起引导协调作用，还可承受一定的脊柱负荷，并有很多的肌肉附着。但胸腰椎移行区却是活动度较大与相对固定的交界区域，此处容易骨折，临床上应加以注意。同时，椎体与后方的椎弓共同围成椎孔。脊柱各椎骨的椎孔连接在一起，形成椎管，内有脊髓，严重的脊柱骨折可殃及脊髓，造成不同程度的截瘫。即使骨折当时未伤及脊髓，但若现场处理不当或搬运伤员时体位不合适，也可发生继发性脊髓损伤，导致或加重截瘫，给伤员造成难以弥补的损失，所以，宋老强调，怀疑有脊柱骨折时，在现场进行正确的处理及转运就显得尤为重要。另外，当脊柱的静力性结构（椎间盘、韧带和椎间关节囊）或动力性结构（肌肉)损伤时，就会发生动静力失衡，导致脊柱失稳，容易发生骨折及移位。故临床上应注意软组织损伤的处理。宋老认为，在处理脊柱骨折时尤应注意脊柱的稳定性。Denis 提出脊柱"三柱"概念，即前纵韧带、椎体及椎间盘前 2/3 为前柱；后纵韧带、椎体及椎间盘的后 1/3 为中柱；椎弓、关节突关节、棘突、椎板、黄韧带、棘间韧带和棘上韧带为后柱（图 4-13），脊柱的稳定性主要依靠中柱的完整。凡损伤累及二柱以上结构，脊柱的稳定性将明显下降而为不稳定性损伤。如爆裂骨折破坏前柱与中柱，骨折脱位三柱结构均遭破坏，均属不稳定性损伤。

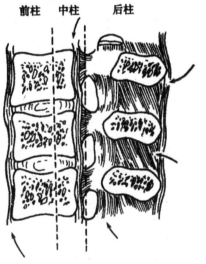

图 4-13　Denis 三柱理论

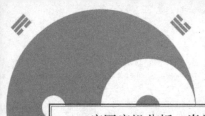

病因病机分析：脊柱骨折的病因不外乎直接暴力（枪伤、炸伤、撞伤）和间接暴力（从高处坠下，仰面跌倒）引起。但直接暴力引起的脊柱骨折较少，绝大多数脊柱骨折均系间接外力所致。如患者从高处坠下，足或臀部先着地，脊柱猛烈前屈，使应力最集中的椎体前半部受到上下位椎体和椎间盘的挤压而被压缩呈楔形改变，造成脊柱屈曲型压缩骨折；如为仰面跌下，背部或腰部受阻，使脊柱过度后伸，腰背部受到物体支撑阻挡形成支点，使脊柱发生过伸损伤，也可因车祸重物压砸使身体过度伸展致伤。或胸腰段受损伤，造成胸腰部压缩性骨折。老年人可因骨质疏松在无外伤或仅轻微外力（如跌坐、乘车颠簸）时，出现椎体压缩性骨折。当高速行驶的汽车突然减速的瞬间，乘客躯干因惯性而急骤前移，可造成水平剪力的棘突、椎板、椎体的骨折。受伤后脊柱有局限性疼痛、肿胀、压痛和运动障碍。甚至脊柱畸形或合并有下肢截瘫。X线检查　能了解脊柱的序列和整体结构的连续性及形态改变，是诊断脊柱损伤的首选方法。MRI检查能非常清晰的显示脊髓和椎旁软组织，是诊断脊髓损伤灵敏的检查方法。宋老强调，当合并其他部位损伤时，需特别注意对脊柱情况进行细致的检查，不要因为合并其他部位的损伤而掩盖了脊柱损伤。且注意不要为了检查随意翻动患者，以免造成严重后果。

治则治法：对于合并颅脑或神经损伤者，应现场急救；对于压缩骨折或轻度爆裂骨折者，应手法复位治疗；严重的爆裂骨折或各种不稳定的脊柱损伤合并脊髓损伤者则手术治疗；其他更轻的损伤以卧床休息和腰背肌锻炼为主。

1. 急救和搬运

脊柱骨折后，应迅速查看患者，进行及时正确地急救处理。如呼吸道有异物，应打开呼吸道，清除口腔内异物，严重的进行人工呼吸。且要观察脊柱损伤的部位是高位四肢瘫还是下肢瘫，从而确定系颈椎损伤还是胸腰椎损伤不能轻易移动患者，应依照伤员伤后的姿势进行就地固定，迅速做出对脊柱和神经损伤的评估。搬运时，以"工"字方式将竖板紧贴脊柱，将两横板压住竖板分别横放于两肩上和腰骶部，固定前在脊柱的凸凹部垫上纱布、棉花等软物品，然后，先固定两肩并将三角巾或布带的布带打结于胸前，再固定腰骶部。如伤员为仰卧位，不需搬动时，可简单地在腰下、膝下、足踝下及身旁放置软垫固定身体位置。

2. 手法复位

以稳定型的屈曲型胸腰部脊柱骨折为例，采用牵引背伸复位法（图4-14）。正如元·危亦林《世医得效方》所说："凡锉脊骨不可用手整顿，须用软绳从脚吊起，坠下身直，其骨使自归窠，未直则未归窠，须要坠下，待其骨自归窠，然后用大桑皮一片，放在背皮上，杉树皮两三片，安在桑皮上，用软物缠夹定，莫令曲，用药治之。"

患者俯卧位，一助手两臂穿过患者腋下环抱住背部，两助手分别用双手握持患者踝部，与此同时持续对抗牵引2~3min，医者两手掌叠按平压向在后凸起的患椎，用力垂直由轻到重徐徐按压(千万不要用猛力和重力)若患椎在T12以上，在对抗牵引按压的同时，头前助手可将患者上身背伸抬起。反之，患椎在T12以下，足部两助手可将双下肢背伸抬起，以达复位，待后凸消失，脊柱平整后即可转入垫枕练功法。

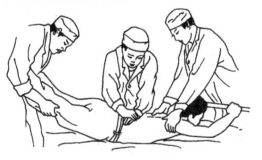

图4-14　牵引背伸复位法

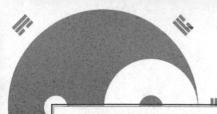

3. 功能锻炼

垫枕练功法：适用于不稳定的胸腰椎压缩性骨折及稳定型整复后恢复期。明确诊断后，病人仰卧硬板床，在伤部中心放一软枕（25cm×15cm×15cm 制成塔形），在患者全身状况允许的情况下，指导病人循序渐进地进行练功。

五点支撑法：患者用头部、双肘、双足为支点，使肩、背、腰、臀部呈弓形撑起。先屈肘伸肩，再屈膝伸髋，同时伸腰挺胸，使躯干离床腾空而起，与此同时要一呼一起，一吸一落，次数渐渐增加，幅度渐大，1周后改练拱桥支撑法。

拱桥支撑法(四点)患者两腕背伸，两臂向后伸过顶，双手双足支重，使身体完全撑起如拱桥样悬空。此法适宜青壮年人，年迈体弱者慎用。必要时可配合悬吊兜辅助，以免造成新伤。

④飞燕点水法：患者俯卧位，双臂后伸，抬头挺胸，使头胸及两下肢离开床而，或两下肢伸直向后上翘起离开床面，头须胸及两下肢同时抬起，两臂后伸，整个身体呈反弓形。

4. 药物治疗

宋老认为，脊柱骨折的患者早期局部疼痛、肿胀，气滞血瘀，加之长时间卧床，往往大便秘结，舌苔薄白，脉弦紧，治宜行气活血，消肿止痛。用定痛活血汤合桃核承气汤加减，外敷消定膏。中期肿痛虽消但未尽，仍活动功能受限，舌暗红，苔薄白，脉弦缓，证属瘀血未尽、筋骨未复，治宜活血和营，接骨续筋，方用续骨活血汤。后期腰酸腿软，四肢无力，局部隐隐作痛，舌淡苔白，脉虚细，证属肝肾不足，气血两虚，治宜补益肝肾，调养气血，方用六味地黄汤合八珍汤，外贴消定膏。

5. 并发症

脊柱骨折易合并脊髓损伤和下肢深静脉血栓。脊髓损伤的主要原因是骨折压迫。伤后脊髓缺血缺氧、出血水肿等一系列继发性病理改变也会加重脊髓的损伤。在急救时正确的搬运、尽快手

宋贵杰诊疗经验集锦

术复位，解除神经压迫是减轻脊髓损伤的重要措施。下肢深静脉血栓形成是一种严重的胸腰椎骨折内固定术后并发症，是由于固定后，肢体长时间处于被动体位压迫下肢静脉，再者胸腰椎手术创伤较大、手术时间长及失血较多，微循环中血流常瘀滞或灌注不足，以上因素均有利于血栓形成。术后及早下床活动是预防DVT的主要方法，也可采用扎弹力绷带、穿弹力袜或术后卧床期间电针刺激腓肠肌等促进静脉回流。

典型验案一

温某，女，40岁，因摔伤坠地，腰背疼痛难忍，转侧不利，行走困难来诊。检查：腰部活动完全受限，T12、L1棘突向后凸起，压痛敏感，局部微肿胀，叩击脚底有传导性疼痛，两下肢运动、感觉、大小便均如常，(无脊髓症状)。X线检查：胸十二、第一腰椎明显楔形变，椎间隙狭窄，椎体前缘压缩超过2/3，左侧横突小骨片分离约1.5cm。

诊断：T12、L1压缩骨折。

治则治法：牵引背伸手法复位。配合定痛活血汤内服。复位后患者即感疼痛大减，嘱其回家垫枕练功。35天X线片复查，提示压缩的椎体张开，接近正常。椎间隙基本恢复，分离的骨片复位，随访半年，无任何不适感。

典型验案二

林某，男，20岁，因从约5m高处坠跌致伤来诊。X线片示：第2腰椎压缩(椎体1/2压缩)性骨折。症见双下肢麻痹无力，腰腹胀满、疼痛拒按，大便秘结，小便黄赤，纳差，舌红、苔黄白，脉弦实有力。

诊断：L2压缩骨折。

治则治法：中药攻下逐瘀、和胃通便，配合手法复位。方用桃仁承气汤加减。处方:大黄20g(后下)，芒硝10g(冲服)，桃仁12g，厚朴12g，赤芍15g，三七6g(冲服)，红花10g，木香6g(后

宋贵杰诊疗经验集锦

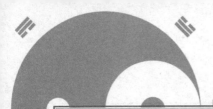

下)，枳实12g。进服3剂，每日1剂。药后腰腹胀痛减轻，大便通，为褐色稀便，再进上方1剂，并开始配合垫枕、复位、练功疗法，即日大便4次，泻下黄褐便后，腰腹松适，胃纳正常，苔退脉缓。瘀滞已泄，腑气通畅。后接用和营通络、接骨舒筋以及补养肝肾法，结合针灸调治3个月，痊愈出院。

按语：脊柱骨折也和其他骨折一样，首先要争取早日恢复损伤部位的正常形态。验案一属于屈曲型脊柱压缩骨折，故运用牵引背伸复位法和垫枕练功治疗法，就是使脊柱极力过伸，通过肌肉(特别是骶棘肌)协调活动产生的杠杆力量，间断性的促进前、后纵韧带和椎间盘纤维环发挥收缩作用，使压缩的椎体逐渐拉开复位，断裂的椎板接触融合，轻度的脱位自行复位。运用牵引背伸复位法，配合垫枕练功治疗本病，疗效明显。而且对于不稳定型骨折也有较好的疗效。治疗始至终都在病人清醒状态下自动进行缓慢锻炼治疗，所以安全可靠，不会造成意外的不良反应。便于推广，患者乐意接受。验案二属于脊柱骨折合并早期气滞血瘀引起的便秘，故用手法配合桃核承气汤通便治疗，疗效明显。

第七节　股骨颈骨折

股骨颈骨折系指股骨头下至股骨颈基底部之间的骨折。股骨颈位于股骨头与粗隆间线之间。股骨颈和股骨干之间形成一个角度称内倾角，又称颈干角，正常值在110°～140°之间，颈干角随年龄的增加而减小。股骨颈的中轴线与股骨两髁中点间的连线形成一个角度，称前倾角或扭转角，正常在12°～15°之间。在治疗股骨颈骨折时，必须注意保持正常的颈干角和前倾角。本病好发于老年人，随着人们寿命的延长，此骨折的发生率有增高的趋势。目前，股骨颈骨折的治疗较复杂，预后欠佳，主要原因是：①老年患者在伤前多有严重疾患，如高血压、糖尿病等，伤后常卧床不起，易并发坠积性肺炎、褥疮及泌尿系感染；②骨折后局部常有较大的剪应力，影响复位固定后的稳定性，进而可引起骨不愈合；③由于股骨头有三条血供，即：一是关节囊的小动脉。其来源于旋股内动脉、旋股外动脉、臀下动脉和闭孔动脉的吻合部到关节囊附着部，供应股骨颈和大部分股骨头的血运。二是股骨干滋养动脉。其仅达股骨颈基底部，小部分与关节囊的小动脉有吻合枝。三是圆韧带的小动脉。仅供应股骨头内下部分的血运。因此三条血管均比较细小，所以，股骨头、颈的血运较差。当股骨颈骨折破坏血运后易引起骨折不愈合，甚至股骨头缺血坏死。临床治疗时一定要尽量保存股骨颈的血运。

病因病机分析：股骨颈骨折好发于老年人，发病年龄平均50岁，女略多于男。股骨颈部细小，处于致密骨质和疏松骨质的交界处，负重较大，加之老年人肝肾不足，筋骨脆弱，骨骼失去肾精的供养而日渐出现骨质疏松，即使受轻微的直接外力或间接外力，如平地滑到，髋关节旋转内收，臀部着地，便可引起骨折。青壮年、儿童发生股骨颈骨折较少见，若发生本骨折，必因遭受强大暴力所致，如车祸、高处跌下等。此种股骨颈骨折病人，常合并有其他骨折，甚至内脏损伤。疲劳骨折，由于长跑或长途步行可造成股骨颈疲劳骨折，其特点是慢性经过，症状不重，骨折线与新生骨痂同时存在，多见于青壮年人，常误诊为髋部软组织损伤，应引起注意。临床根据骨折的部位之不同，可分为头下部型、颈中型和基底部骨折三种。头下部和颈中部骨折的骨折线在关节囊内，故称囊内骨折；基底部骨折因骨折线的后部在关节囊外，故又称囊外骨折。囊内骨折血运破坏较多，骨折难以愈合，且易发生股骨头缺血性坏死。囊外骨折血运大多完整无损，骨折近端血液供应良好，故骨折不愈合和股骨头缺血性坏死的发生率较低。

根据 X 线照片的表现，股骨颈骨折可分为外展型和内收型

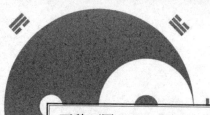

两种（图4-15，图4-16）。前者常在髋关节外展时发生，骨折端互相嵌插，骨折线与股骨干纵轴的垂直线（水平线）所形成的倾斜角（图4-17，林顿氏角）往往小于30°，骨折部剪力小，相对较稳定，血运破坏少，骨折愈合率高。后者常在髋关节内收时发生，林顿氏角往往在45°左右，颈干角小于正常值，骨折处剪力大，不稳定，血运破坏大，骨折愈合率低，股骨头缺血坏死发生率高。一般内收型骨折多见，外展型较少见。

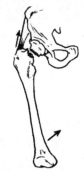
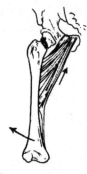
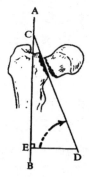

图4-15　内收型骨折　　　图4-16　外展型骨折　　　图4-17　林顿氏角

　　患者跌倒后常诉髋部疼痛，腹股沟中点压痛，不敢站立及行走。有移位的骨折患肢外旋、缩短，髋、膝关节轻度屈曲。常可触及大粗隆上移。囊内骨折的患者因其外为厚层肌肉，肿胀瘀斑常不明显，但患髋活动障碍，不能站立和行走，但有部分嵌入骨折的患者仍可短时站立或跛行。宋老强调，对这些病人要特别注意，不要误诊和漏诊。

　　治则治法：无移位或嵌插骨折不需复位，但患肢需制动；有移位的骨折要尽早给予复位和固定，适当配合骨牵引。严重移位的骨折或者开放性骨折，手术治疗。

　　宋老认为，股骨颈骨折，如临床疑诊但X线片无骨折线时，仍应按无移位骨折处理，且2周之后摄片复查以确诊。老年人股骨颈骨折，在固定期间要注意预防并发症，防止发生褥疮、肺炎等，要经常翻身，经常按胸、叩背，鼓励病人咳嗽排痰。如受伤后数天疼痛减轻，可行患肢屈伸活动，但要三不："不盘腿、不侧卧、不负重"。对无移位骨折，可将患肢外展300，采用持续皮牵引，6~8周后可取掉牵引，驾双拐不负重下床活动，一般4~6月，骨折愈合后，才可弃拐行走。同时，宋老强调，对于儿童发生的股骨颈骨折，一般是由于高能创伤引起，但临床较少见。小儿由于股骨头骨骺及骺板血供不可靠，常出现并发症。比如缺血性坏死。发生股骨头骺缺血性坏死的风险与骨折类型有关。一般来说骨折越接近股骨近端骨骺，越容易导致股骨头骺缺血性坏死。而且股骨头骺缺血性坏需经过12月或更长时间才能表现出来，故建议每6个月复查摄片一次，并于伤后2年仍需要拍高质量的前后位及侧位蛙式位X线片，以进行复查。对于已经发生的骨骺坏死，则建议截骨改善包容。另外带血管骨瓣移植和中心减压亦是良好方法。

对移位骨折的治疗，要及时复位和固定。

1. 整复方法

患者仰卧位，由助手固定骨盆，医生握其腘窝，并使膝、髋关节均屈曲90°，向上牵引，以纠正缩短畸形。然后伸髋内旋外展以纠正成角畸形，并从远端向近端推挤，以使折面紧密接触。（图4-18）

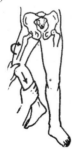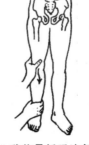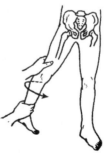

图 4-18　　移位骨折手法复位

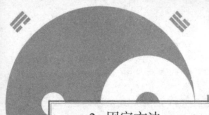

2. 固定方法

无移位或者嵌插型骨折，让病人卧床休息，将患肢置于外展、膝关节轻度屈曲、足中立位。有移位骨折，可用股骨髁上骨牵引。严重移位或开放性骨折者，可用多根钢针或螺纹钉内固定治疗。

股骨髁上骨牵引：将患肢放于布朗氏牵引架上，自髌骨上缘1cm画一条与股骨垂直的横线，再沿腓骨小头前缘与股骨内髁隆起最高点，各作一条与髌骨上缘横线相交的垂直线，相交的两点即为克氏针进出点。常规消毒，戴无菌手套，用2%的利多卡因局部浸润麻醉，先在大腿内侧进针点做一切口，刺入克氏针，用手摇钻钻透到对侧骨皮质，而后敲击针尾使其穿出外侧皮肤，使诊外露部分两侧等常即可。成人牵引的重量为体重的1/7~1/8。

3. 药物治疗

根据骨折三期辨证用药。早期宜活血化瘀，消肿止痛，方用定痛活血汤加减等。如合并有大便秘结、脘腹胀满者，可加厚朴、枳实、大黄以通腑泄热。中期以舒筋活络，接骨续筋为主，方用续骨活血汤。后期宜补益气血、肝肾，强壮筋骨，方用壮八珍汤。若食少不寐者，为脾气郁结，用加味归脾汤；喘咳痰多者，此系肝火侮肺，用小柴胡汤加青皮、山栀。

4. 功能锻炼

积极鼓励患者进行股四头肌舒缩活动和踝关节及足趾关节的屈伸功能锻炼，以防止肌肉萎缩、关节僵硬及骨质疏松现象。复位后3~5d开始卧位做保健体操练习，每日1~2次，做趾与踝的主动练习，股四头肌和臀大肌的静力性收缩；第2周要开始在医护人员扶持下不使股骨旋转与内收，做髋与膝的主动屈伸运动，动作轻柔，幅度小，重复次数少，不引起明显疼痛，作上肢支撑肌肉的抗阻练习。解除固定和牵引后，逐渐加强患肢髋、膝关节各方向的屈伸活动，并可扶双拐不负重下床活动。以后每1~2

个月拍 X 线照片复查一次，至达到骨折临床愈合时，方可弃拐逐渐负重行走。

典型验案

患者张某，女，75 岁，退休，4 日前因搬运煤球 1 小时后，感到左下肢无力和髋部疼痛，当时仍能走路，但卧床休息后却不能站立和行走。4d 后来诊，摄 X 线片发现左侧股骨颈骨折，轻度移位。既有并骨质疏松症病史 15 年余，长期口服迪巧钙。查体:局部压痛，肿胀，左髋屈曲，下肢外旋、缩短 2cm。

诊断：左股骨颈骨折合并骨质疏松症。

治则治法：手法复位（同上）配合皮肤牵引。皮牵引是将宽 5~7cm，长度较肢体远端长 8cm 的胶布，粘贴于自大腿中上 1/3 到踝关节上方的肢体两侧，将胶布纵向撕开长约 2/3，粘贴时稍分开。在胶布中央粘一个比肢体稍宽的扩张板，从中央穿一牵引绳，连接秤砣。配合定痛活血汤内服。

两月后患者局部症状消失，解除皮牵引。四月后渐渐扶拐下地锻炼，半年后痊愈。

按语：老年人因年迈体衰，肾气不足致骨质疏松，又因肾气衰退致成骨细胞的代谢性成骨过程相对减慢，所以更容易发生骨折。甚至轻微的劳动即可发生。此患者就是在日常劳动中因搬煤球而导致股骨颈骨折。因患者年事已高，加之平素骨质疏松，故不宜采用骨牵引，而是用手法配合皮牵引治疗，临床疗效显著。临床上对股骨颈骨折，应以预防为主。近几年来其发病率增长较快，大量资料表明骨密度降低是股骨颈骨折的主要原因。60 岁以上的老年人，肝肾渐亏，骨枯髓减而足不任身，轻微的外力往往可导致骨折。宋老强调，对老年患者应把保存生命放在第一位，不必追求解剖对位。要细心观察，防止并发症。宋老认为，对于股骨颈骨折不愈合或者发生股骨头缺血性坏死的患者，临床要根据病人年龄、体质情况以及局部的病理变化，来选用粗

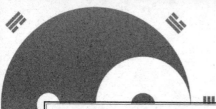

隆间移位截骨术或者人工股骨头置换术等。少数不稳定性粗隆间骨折因年老不宜长期卧床，可行切开复位，带接骨板的三刃钉内固定。

第八节　股骨干骨折

股骨干骨折是指股骨粗隆下至股骨髁上之间部位的骨折。股骨干骨折约占全身骨折的 6%，多见于儿童和青年人。股骨干有一个轻度向前外凸的生理弧度，有利于股四头肌发挥其伸膝作用，股骨干后面有一条隆起的粗线，称为股骨嵴，是肌肉附着处，也是对位，尤其是纠正旋转移位的标志。股骨干周围由三群肌肉包围，前侧伸肌群(股四头肌)为最大，其由股神经支配；后侧屈肌群次之，由坐骨神经支配；内收肌群最小，由闭孔神经支配，但无外展肌群对抗。因此，骨折后远端常有内收移位之倾向，易向外成角畸形。故在治疗股骨干骨折时，单纯的外固定并不能保持骨折整复后的位置，须加用骨牵引治疗。

病因病机分析：直接暴力和间接暴力均可导致股骨干骨折。前者多由打击、碰撞、碾轧、跌仆等暴力所引起，骨折多为横断或粉碎型。骨折一般移位明显，局部肿胀、疼痛和下肢缩短，软组织损伤也较重，出血可达 1000～1500ml，甚至可出现休克现象。宋老强调，对于出血较多的股骨干骨折，要首先测量血压，并严密动态观察，且注意仔细检查足趾的颜色、温度和伸屈活动，以判定是否有主要血管和（或）神经损伤。对于挤压引起的骨折，除重视骨折的治疗，更要防止挤压综合征的发生，以防危及患者的生命。但在儿童则可能为不全骨折或者青枝骨折。后者多由跌仆后杠杆、扭转而发生，骨折多为斜形或者螺旋形。中、上部股骨干骨折发生最多，多为不稳定性骨折。股骨干骨折分为三种类型（图 4-19）。

宋贵杰诊疗经验集锦

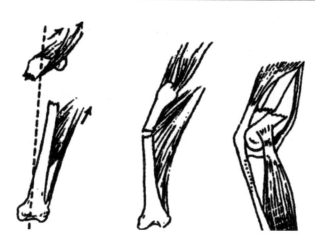

图 4-19　股骨干上、中、下 1/3 骨折

　　股骨干上 1/3 骨折：骨折近端因受髂腰肌、臀中、臀小肌及其他外旋肌的牵拉而产生前屈，外展、外旋移位，骨折远端由于受内收肌的收缩牵拉和重力作用，呈内收、向后、向上重叠移位，并向外侧凸成角畸形。

　　股骨干　中 1/3 骨折：断端多为重叠移位。多数骨折近端外展屈曲，远端因受内收肌群的作用，多向内上方移位而常向外成角。

　　股骨干下 1/3 骨折：骨折远端因受膝后方关节囊及腓肠肌的收缩牵拉而向后移位，严重者，骨折端有损伤腘动、静脉和胫、腓总神经的可能。骨折近端内收向前移位。

　　治则治法：严重的股骨干骨折，应密切观察患者全身情况，注意防治创伤性休克的发生，重视急救处理，简单而有效的固定，急速送往医院。一般的股骨干骨折治疗采用手法复位、夹板固等非手术疗法，但需注意的是，在采用手法复位、夹板固定的同时，要配合短期的持续牵引治疗。必要时，切开复位内固定。

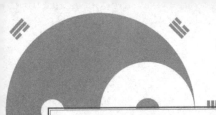

1. 手法整复

患者取仰卧位，一助手两手固定骨盆，另一助手双手握住小腿上段，顺势拔伸牵引，并慢慢将伤肢屈髋屈膝90°，矫正重叠移位后，再按不同部位的骨折情况分别采用下列手法。

股骨干上 1/3 骨折：将伤肢外展，略外旋，然后术者一手握近端向后挤按，另一手握住远端由后向前端提。

股骨干中 1/3 骨折：将伤肢外展，术者以手自断端由外侧向内侧挤按，然后以双手在断端前、后、内、外夹挤。

股骨干下 1/3 骨折：在维持牵引下，膝关节徐徐屈曲，并以紧挤在腘窝内的双手作支点将骨折远端向近端推迫。

2. 固定方法

成人股骨干骨折，由于患者多为中青年，体格强壮，手法复位较困难，即使复位；单用小夹板固定，难以防止肌肉收缩引起的再移位，故应采用骨牵引，待骨牵复位后再用小夹板固定，维持轻量牵引。牵引重量由重到轻，开始时约 8~9kg。迅速牵开重叠，骨折复位后，一周后减到维持量，一般为 4~5kg。

骨骼牵引：股骨上 1／3 骨折，用股骨髁上或者胫骨结节牵引，患肢屈髋 45°~60°，外展 30°~40°，屈膝 30°~60°，远端稍外旋，置托马斯架上。股骨中 1／3 骨折，用股骨髁上牵引，患肢屈髋 30°~40°，外展 30°~45°，屈膝 30°~45°，置托马斯架上。股骨下 1／3 骨折，骨折远端向后移位的屈曲骨折，用股骨髁上牵引，患者膝关节屈曲 45°~60°。骨折远端向前移位的伸直型骨折，用胫骨结节牵引。膝关节伸直位。

对于年老体弱之人或者 4~12 岁的儿童，用皮肤牵引。用胶布贴于患肢内、外两侧，再用绷带裹住，将患肢放置在托马牵引架上(图 4-20)。股骨干上 1／3 骨折，置屈髋 45°~60°，外展 30°~35° 外旋位；下 1／3 骨折尽量屈膝位牵引；4~12 岁的儿童牵引重量为 2~3kg，牵引时间是 3~4 周；成人约为体重的 1／7~1／

12，一般不超过 5kg，时间 8~10 周。皮肤牵引期间应经常检查，以防胶布滑落。

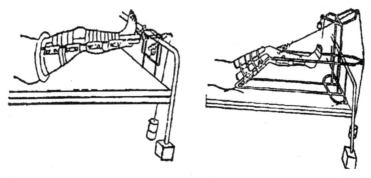

图 4-20　皮肤牵引

对于 3 岁以内的小儿，则用垂直悬吊皮肤牵引。此法是将患肢和健肢用皮肤牵引向上悬吊，依靠体重作对抗牵引，使臀部离开床面一拳的距离。牵引 3~4 周后，改用小夹板固定 3 周，再进行功能锻炼（图 4-21）。

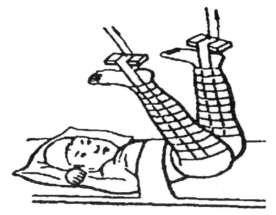

图 4-21　垂直悬吊皮牵引

宋贵杰诊疗经验集锦

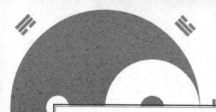

夹板固定：骨折复位后，根据骨折不同的移位情况，放置压垫。股骨干上 1／3 骨折，压垫放在近端的前方及外方，股骨干中 1／3 骨折，压垫放在骨折线的外方及前方，股骨干下 1／3 骨折，压垫放在骨折近端的前方，再按照大腿的长度放置前、后、内、外四块夹板固定，四条布带捆扎。严重移位的可用石膏固定。

3. 中药治疗

按骨折三期辨证用药。

4. 功能锻炼

根据动静结合的原则，从恢复肢体功能的目标出发，以不影响骨折部的固定为限度，适当的功能锻炼，对断面施加生理性应力刺激，促进血液循环，以矫正骨折端的残余移位。成人及较大儿童从复位后的第 2 天开始练习股四头肌收缩和踝关节及跖趾关节的屈伸活动。从第三周开始，坐床上，练习健足蹬床，以两手扶床抬臀，使身体离开床面。从第五周开始，两手扶吊杆，健足踩在床上，收腹、抬臀，使身体、大腿与小腿成一平线来加大髋、膝关节活动范围。从第 7 周开始扶床架练习站立。直至 X 线片示骨折端有连续性骨痂时，方可循序渐进地下地负重。1～2 周后再拍 X 线照片，若骨折无再移位，愈合良好，才可解除夹板固定。

典型验案一

马某，男，出生仅 8 天，因患儿不停哭闹，左侧大腿肿胀来诊。患儿 8 天前因生产过程中反复牵拉，出生后患儿左侧大腿逐渐出现肿胀。拍 X 光片显示：左侧股骨上 1/3 骨折，约 10° 成角畸形。

诊断：左侧股骨干中上 1/3 骨折。

治则治法：轻微手法整复，垂直悬吊牵引。两周后拍片见：骨折部已有大量骨痂生长，包于骨折断端周围。嘱其家长回家后，悉心照顾患儿，定期复查。一月后复查，见骨折断端周围覆盖大量骨痂，骨折线模糊。于一年后随访拍片，见骨折线消失，左侧股骨干明显长长，长粗，与右侧相比，完全等长，功能良好，无成角畸形。

典型验案二

黄某，女，28岁。患者1小时前被树枝压伤左大腿后来诊。症见面色苍白，四肢欠温，唇舌色淡。检查患膝以上肿胀、轻度畸形，可闻及骨擦音，脉细数。血压80/60mmHg。

诊断：左股骨干骨折合并出血性休克。

治则治法：首先给予输液、输血，制动患肢。给予7.5%Nacl 50ml+6%低分子右旋糖酐70ml ivgtt，15min后再重复一次以休克纠正、血压回升稳定后，床边X线片示，左股骨中1/3骨折，轻度成角移位。第2d行手法复位，股骨髁上牵引，外敷内服活血祛瘀、通络止痛药物。

一周后，局部疼痛明显减轻，骨位已正，但瘀肿未消，患肢仍肿胀，比健腿粗6cm，伴轻度发热，此乃蓄瘀化热，当防变证，治宜祛瘀退热。方用大黄、芒硝、枳壳、当归、桃仁、乳香、没药、木香、肉桂、赤芍、甘草，服后即大便1次，量中等，身热稍退，瘀肿减轻。原方再服1剂后，泻下黑色粪便2次，伤肢周径减少3cm，体温下降。上方去芒硝、肉桂、当归，加牛膝、薏苡仁、黄芩，每天1剂，连服2d，热退，患肢瘀肿消退。8周后解除牵引，临床愈合，半年后伤肢恢复正常功能。

典型验案三

武某，女，19岁。患者于6月前从房上摔下致左股骨上段骨折，经某医院行切开复位髓内针内固定，术后因自行下地扶拐行走致局部畸形明显，50天检查：左大腿上段向外前突起成角，髓内针弯曲，患肢呈内收畸形。X线摄片示：左股骨上1/3骨折髓内针内固定，髓内针向外前弯曲成角约80°，骨折端分离2.5cm。

诊断：左股骨干骨折术后。

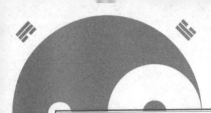

治则：透视下行手法折骨，外以石膏固定，术后4月X线摄片复查未见折端骨痂生长，嘱其经常以患足蹬床头，沿肢体纵轴进行对向挤压，术后10个月的X线片见骨折线模糊，有大量连续性骨痂通过骨折线。

按语：验案一患者为小儿，其生命力旺盛，生长迅速，塑造力强，较小的成角畸形在成长过程中可自行矫正。本例仅有10度成角，经整复及牵引后不会对功能产生影响。验案二系成人股骨干骨折，且合并有大失血，宋老常常强调，股骨干的骨折一定要查看有无大出血，如有，首先把抢救患者的生命放在第一位，给予补液、补血，纠正失血性休克。然后再针对骨折移位的情况进行手法整复和股骨髁上牵引治疗。在此过程中患者有积瘀化热现象，故重用活血化瘀药物的同时加用润肠泻下通便、理气之桃仁、大黄、芒硝、枳壳等药体温下降。8周后临床愈合。验案三患者因患肢行走而致髓内针弯曲，髓内针弯曲支撑又使折端成角处分离。手法折骨后虽畸形矫正，断端对位良好，但纵向对挤力不足，4个月未见骨痂生长，采用患足蹬床头等对向纵轴挤压，刺激断端骨痂生长，促进了骨折的愈合，同时亦利于萎缩的肌肉恢复，疗效满意。

第九节　股骨髁上骨折

股骨髁上骨折为发生在自腓肠肌起点上2~4cm范围以内的骨折。临床上以青壮年人多发。

病因病机分析：直接暴力和间接暴力均可导致股骨髁上骨折。一般多由高处跌下，足部或者膝部着地的间接传导暴力导致，也可因直接暴力打击造成。若膝关节处在伸直位受到暴力，导致骨折线由前下至后上斜行的伸直型股骨髁上骨折；直接暴力也可发生横型或者粉碎型骨折。目前以交通事故和工农业外伤损伤多见，常为粉碎型髁上骨折。若在屈曲位受伤，可形成由前上到后下的斜行骨折，骨折远端因受腓肠肌的牵拉和关节囊的收缩，而向后移位，容易压迫或损伤腘动、静脉和神经。受伤后局部疼痛、肿胀，患肢缩短、畸形、活动功能障碍，腘动脉损伤时，局部有较大血肿，胫后、足背动脉搏动减弱或消失。胫神经损伤时，可出现足跖屈、内收、旋后及趾屈曲运动消失，足底反射及跟腱反射消失，伴有小腿后 1／3，足背外侧 1／3 及足底皮肤感觉明显减弱或消失。

治则治法：有移位的骨折，进行手法整复，夹板固定；对青枝骨折或无移位的裂纹骨折，需将膝关节内积血抽吸干净，外敷伤科药膏，然后用四块夹板固定。历代医家对股骨髁上骨折认识较少，往往与股骨干骨折并论。《内经》说："膝乃筋之府，若伤之，上连腰屈疼痛下移骱骨掀肿，……步履斜行，或瘸子重伤。"治疗上仍以手法整复、夹板固定、中药内服外用为主。

1. 手法整复

整复前首先要抽吸关节内积血，以防止发生关节纤维性粘连。手法整复时，一助手握住小腿下段，医生双手环抱住骨折端，对于屈曲型骨折，将骨折远端向前上提，助手向后下方牵拉，骨折即可复位；对于伸直型骨折，手法整复方法与屈曲型相反。用超膝关节夹板固定，X 线片显示骨折愈合时，方可去掉夹板。

2. 固定方法

复位后四块夹板固定。前侧板下端至髌骨上缘，后侧板的下端至腘窝中部，两侧板以带轴活动夹板超膝关节固定。固定后将患肢略提高，腘部垫以软枕使膝关节保持在微屈位。这样既起到了固定作用，又可保持膝关节屈伸活动。亦可用石膏托固定。对于有移位的骨折，也可采用股骨髁部牵引或胫骨结节牵引。宋老强调，整复时一定要注意保护腘窝的神经血管，不宜用力过猛，复位困难者，可加大牵引重量后再整复。骨折对位后局部用夹板

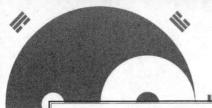

固定。4~6周后解除牵引，改用超膝关节夹板固定，直到骨折愈合。

3. 药物治疗

按照骨折三期辨证论治处理，若出现局部瘀血发热，患者口渴、心烦、汗出，可采用祛瘀清热凉血导滞等法，宜血府逐瘀汤加石膏、知母、桃仁，局部可敷消定膏等，后期加服补肾健骨之品。解除固定后，用敦煌活络洗液熏洗。

4. 功能锻炼

尽早在床上进行股四头肌锻炼和关节屈伸锻炼。3天后做健侧下肢支撑的背肌和臀肌练习、患肢踝与趾背伸、跖屈练习以及股四头肌静力性收缩练习和腹肌练习；第3周以后开始做髋屈伸运动及靠坐练习。5~7周，摄X线片，如显示骨折线模糊，有少量骨痂开始形成时，做踝背屈和膝伸直、髋外展、内收练习及屈髋、伸髋、屈膝练习；练习过程中可在医护人员扶持下，做坐位膝屈伸抗阻练习以及卧位髋屈伸的抗阻练习。渐渐开始患肢不着地的双拐单足站立；及双下肢站立扶杆作踝主动运动和下蹲起立练习。

典型验案

强某，男，39岁，右膝部肿痛1h来诊。患者1h前擦玻璃时不慎从高约3m的梯子上摔下，当时右膝部着地，疼痛剧烈，不可站立，遂被他人送至我院，拍X光片诊为右侧股骨髁上骨折，骨折线由前下斜至后上。局部感觉功能正常。

诊断：右股骨髁上伸直型骨折

治则治法：手法整复，骨牵引及夹板固定。同时使患者屈膝约30°，行胫骨结节牵引，严密观察病情变化。一个半月后透视见骨折部初步愈合，拔除牵引，行夹板固定，仍旧卧床。1月后，做屈膝、伸膝功能锻炼。嘱其坚持功能锻炼，1年后随访，活动基本如常人。

按语：此患者由于所受外来暴力较大，故骨折移位较多，所以，我们采用中医手法整复等保守疗法为主的同时，采取膝关节屈曲 30° 的胫骨结节牵引，可以放松腓肠肌对骨折断端的牵拉，同时尽可能地使关节间隙接近正常。配合患肢循序渐进地屈伸膝关节的功能锻炼，疗效颇佳。

第十节　胫腓骨骨折

胫腓骨干骨折临床很常见，约占全身骨折的 12%，各种年龄均可发病，尤以 10 岁以下儿童或青壮年多发。儿童一般为青枝骨折或者无移位骨折。其中又以胫骨干骨折为多，胫腓骨干双骨折次之，腓骨干骨折少见。胫骨是连接股骨下方的支承体重的主要骨骼，腓骨是附连小腿肌肉的重要骨骼。胫骨干中下 1/3 交界处比较细弱，为骨折的好发部位。若胫骨中下 1/3 骨折瘀血积留在小腿的骨筋膜间室，容易增加室内压力，造成缺血性肌挛缩或者胫骨中下 1/3 骨折使滋养动脉断裂，引起骨折延迟愈合。胫腓骨，古称骱骨。《金鉴》记载："骱骨，即膝下踝上之小腿骨，俗名臁胫骨者也。其骨二根，在前者名成骨，又名蚩骨，其形粗；在后者名辅骨，其形细，又俗名劳堂骨。"胫骨浅居皮下，缺乏肌肉覆盖，故骨折后断端极易穿破皮肤。

病因病机分析：直接暴力和间接暴力均可造成胫腓骨骨折。直接暴力多由重物打击或者挤压引起，骨折多为横断、短斜形，也可造成粉碎性骨折。直接暴力引起者软组织损伤较严重，骨折线都在同一水平。间接暴力多由高处坠下，扭伤或者滑倒时的扭转暴力所致，骨折线多为斜形或螺旋形骨折。胫腓骨双骨折时，腓骨的骨折线一般较胫骨高，软组织损伤较轻。严重的骨折可以出现重叠成角或旋转畸形。由于股四头肌和□绳肌分别附着在胫骨上端的前侧和内侧，故此二肌收缩使骨折近段向前、向内移位，或使两骨折端重叠。小腿的肌肉主要在胫骨的后面和外面，

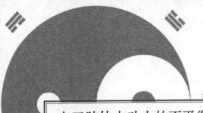

由于肢体内动力的不平衡，故肿胀消退后，易引起断端移位。当骨折发生成角和旋转移位时，必然破坏下肢的力线，影响步行和负重功能。受伤后局部疼痛、肿胀，畸形。临床应注意是否伴有腓总神经损伤。如损伤严重，在小腿前、外、后侧间室区会出现肿胀，扪之硬实，肌肉紧张而无力，有压痛和被动牵拉痛，胫后或腓总神经分布的皮肤感觉丧失，即为筋膜间室综合征的表现。

治则治法：本病的治疗原则主要是恢复小腿的长度及负重功能。因此，应重点处理胫骨骨折。对骨折端的成角和旋转移位，应予以完全纠正。无移位骨折只需用夹板固定，直至骨折愈合；有移位的稳定性骨折，可手法整复，夹板固定；不稳定性骨折(如粉碎性骨折、斜形骨折)，可手法整复，夹板固定，配合跟骨牵引。开放性骨折应彻底清创，尽快闭合伤口，将开放性骨折变为闭合性骨折。再行跟骨牵引，伤口愈合后，再行夹板固定。合并筋膜间室综合征者应及早切开深筋膜以彻底减压。对非手术治疗失败和陈旧性骨折畸形愈合者，可行切开复位内固定。

1. 整复方法

患者平卧，膝关节屈曲，一助手用肘关节套住患者腘窝部，另一助手在下，一手握住足背，一手持握足跟，两助手沿胫骨长轴作对抗牵引 3~5min，以矫正重叠和成角畸形。若近端向前内移位，在持续牵引下，术者面向患者站在患肢外侧，两拇指置于近端前侧，余四指环抱远端后侧，提端远端，两拇指向后按压近端，使之复位。如仍有左右侧移位，可同时推挤近端向外、远端向内，一般即可复位。螺旋形、斜形骨折时，远端易向外移位，术者可用拇指置于胫腓骨间隙，将远端向内侧推挤，其余四指置于近端的内侧，向外用力提拉，并嘱助手将远端稍稍内旋，可使其完全对位。然后，在维持牵引下，术者两手握住骨折处，嘱远端助手徐徐摇摆骨折远段，使骨折端紧密相嵌插。再以拇指和食指沿胫骨前嵴来回触摸骨折部，检查对位、对线情况。

2. 固定方法

胫腓骨上 1／3 骨折时，膝关节置于屈曲 40°~80° 位，夹板下达内、外踝上 4cm，内外侧板上超过膝关节 10cm，胫骨前嵴两侧放置两块前侧板，外前侧板正压在分骨垫上。两块前侧板上端平胫骨内、外两侧髁，后侧板的上端超过腘窝部，在股骨下端作超膝关节固定。中 1／3 部骨折时，外侧板下平外踝，上达胫骨外侧髁上缘；内侧板下平内踝，达胫骨内侧髁上缘。后侧板下端抵于跟骨结节上缘，上达腘窝下 2cm，以不妨碍膝关节屈曲 90° 为宜。两前侧板下达踝下 1／3 部骨折时，内、外侧板上达胫骨内、外侧髁平面，下平齐足底，后侧板上达腘窝下 2cm，下抵跟骨结节上缘，两侧板与中 1／3 骨折相同。腓骨小头处应以棉垫保护，以免损伤腓总神经。四条扎带捆绑固定。上 1／3 作超膝关节夹板固定，下 1／3 作超踝关节固定。

需配合跟骨牵引的，穿钢针时，跟骨外侧比内侧要高 1cm (相当于 15° 斜角)，牵引时足跟便轻度内翻，恢复了小腿的生理弧度，骨折对位更稳定。牵引重量一般 3 ~ 5kg，牵引后 48h 内作 X 线片检查骨折对位情况。4~6 周后作 X 线片复查，如有骨痂生长，则可解除牵引，单用夹板固定，直至骨折愈合。

骨折复位后，也可用超膝踝长腿石膏托固定，配合膝关节功能锻炼，或待伤口愈合后直接改用夹板固定。对于断端粉碎有短缩移位的骨折，可用外固定支架固定。其原理是在骨折的远、近端部位穿入钢针，根据骨折移位方向的不同，通过固定在骨上钢针的调节使移位的折端复位，然后将万向关节及延长调节装置的锁钮旋紧，使已复位的骨折端稳定，患者可早期下地行走。

3. 药物治疗

按骨折三期辨证施治。胫骨中、下 1/3 骨折早期活血化瘀，消肿止痛；后期内治法应着重补益肝肾、气血。陈旧骨折实行手法折骨或切开复位、植骨术后，亦应及早使用补法。开放性骨折

宋贵杰诊疗经验集锦

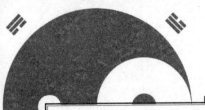

早期在活血化瘀方药中加用清热凉血、祛风解毒之品，如丹皮、银花、连翘、蒲公英、地丁、防风等。

4. 练功活动

整复固定后，即可作踝、足部的关节屈伸活动和股四头肌收缩锻炼。从第二周开始进行抬腿及屈膝关节活动，在第四周开始扶双拐作不负重步行锻炼。不稳定性骨折，则解除牵引后仍需在床上继续功能锻炼5～7d后，才可扶双拐作不负重步行锻炼。此时注意足底要放平，不要用足尖着地，以免致远折段旋转或成角移位。局部若无疼痛，自觉有力，可改用单拐逐渐负重锻炼。若解除跟骨牵引后，胫骨有轻度向内成角者，可令患者屈膝90°、髋屈曲外旋，将患足放于健肢的小腿上，呈盘腿姿势，利用肢体本身的重力来恢复胫骨的生理弧度。8～10周后拍摄X线片，若达到临床愈合标准，可去除外固定。

典型验案

常某，男，31岁，2小时前在高处作业时不慎跌下，致左小腿疼痛、肿胀、活动功能障碍。X线片示：左胫腓骨双骨折。查体：局部压痛，轻度成角畸形。活动受限。左小腿感觉功能可，足背动脉搏动可。舌紫，脉细弦。

诊断：左胫腓骨骨折。

治则治法：手法复位，尤其要重视胫骨骨折的复位。配合中药内服，超膝踝长腿石膏托固定，功能锻炼（同上）。

处方：定痛活血汤。

按语：胫腓骨骨折是临床常见病，在处理此骨折时，要注意对胫骨骨折的处理，因胫骨干下1/3血液循环差，不能反复牵拉，以防引起骨折迟缓愈合和不愈合。宋老强调，复位后要注意密切观察末梢血循及患肢的感觉，预防筋膜间隔区综合征的发生，同时注意夹板固定时，要用棉垫保护腓骨小头，以免引起腓总神经损伤。本例患者没有患肢皮肤光亮、感觉减退、足趾剧痛的现象，故未发生筋膜间隔区综合征。宋老主张对移位不严重的胫腓骨骨折采用手法复位，外固定治疗。因为小夹板或者牵引治疗对对骨折损伤小，有利于骨折的愈合，感染机会少。对不稳定型骨折或开放性骨折采用手术切开复位内固定治疗。复位后配合中药活血化瘀、消肿止痛及功能锻炼，临床疗效显著。

第十一节　踝部骨折

踝关节由胫、腓骨下端的关节面和距骨滑车构成，故又名距骨小腿关节。此关节面比髋、膝关节面均小，但站立时全身重量均落在关节面上，故又为全身负重最大的关节，同时日常生活及生产劳动中的站立、行走和跳远，都要依靠踝关节的背伸和跖屈运动，故踝部容易骨折，也是最常见的关节内骨折。胫骨的下关节面及内、外踝关节面共同形成的"冂"形的关节窝，容纳距骨滑车(关节头)，由于滑车关节面前宽后窄，当足背屈时，较宽的前部进入窝内，关节稳定;但在跖屈时，如走下坡路时滑车较窄的后部进入窝内，踝关节松动且能作侧方运动，此时踝关节容易发生扭伤，其中以内翻损伤最多见，因为外踝比内踝长而低，可阻止距骨过度外翻。踝关节和足部的骨折，脱位是骨科常见的损伤，踝关节的关节面比髋、膝关节的关节面小，担负但的重量与活动却很大，故易发生损伤，尤其是踝跖屈，(如下楼梯或下坡时，下胫腓韧带松弛，关节不稳定，容易发生扭伤。踝部骨折占全身骨折的 3.83%，多发于青少年。

病因病机分析：踝部损伤由直接暴力或间接暴力引起，临床以间接暴力引起者多见。直接暴力如挤压等亦可引起踝部骨折、脱位。间接暴力如从高处坠下，下楼梯、下斜坡及行走崎岖不平的道路，也易引起踝关节损伤。正如《医宗金鉴·正骨心法要旨·踝骨》说："或驰马坠伤，或行走错误，则后跟骨向前，脚尖向

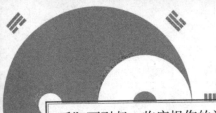

后"而引起。临床损伤的类型很多。韧带损伤、骨折和脱位可单独或同时发生。根据受伤姿势可分为内翻、外翻、外旋等多种，其中以内翻损伤最多见，外翻损伤次之。《世医得效方》已将踝关节损伤分为内翻和外翻两大类型。受伤后局部疼痛、肿胀、瘀斑、压痛或翻转畸形，功能障碍。外翻骨折时，足外翻畸形，内翻骨折时，足内翻畸形，距骨脱位时，随不同脱位方向可扪及脱出的距骨，并有踝关节横径增大。踝关节正侧位 X 线照片可示骨折脱位程度及损伤类型。

内翻损伤：多为从高处跌下，足底外缘着地；或行走在平路上，足底内侧踏在凸处，使足突然内翻。骨折时，内踝多为斜形骨折，外踝多为横形骨折；严重时可合并后踝骨折、距骨脱位。

外翻损伤：多为从高处跌下，足底内缘着地；或外踝受暴力打击，可引起踝关节强度外翻。骨折时，外踝多为斜形骨折，内踝多为横形骨折；严重时可合并后踝骨折、距骨脱位（。根据骨折脱位的程度，损伤又可分为三度：单踝骨折为一度；双踝骨折、距骨轻度脱位为二度；三踝骨折、距骨脱位为三度。

治则治法：要求正确对位，坚强的固定下适当的功能锻炼。无移位骨折仅将踝关节固定在 90° 中立位，3～4 周即可；有移位的骨折脱位应予以手法整复。三踝骨折时，应先整复内、外踝，再整复后踝。如有重叠、旋转、侧方移位及成角，先整复矫正重叠，旋转和侧方移位，再矫正成角。严重的涉及关节面的骨折应手术治疗，尽量解剖复位。踝部骨折处有软组织嵌入或合并胫腓联合韧带分离，或后踝骨折超过 1／3 关节面而闭合复位未满意者，需切开复位内固定。伤后 1～2 个月的陈旧性踝部骨折，尚可切开复位内固定；若时间太长，骨折又畸形愈合，切开亦不易获得满意复位，此时可采用中药熏洗，加强功能锻炼，促进功能恢复；若日后伤者无明显痛苦与不便，则可顺其自然，不必强求复位；若创伤性关节炎已形成，应考虑作踝关节融合术。

1. 整复方法

施行复位手法时，宋老强调，应遵循这样一个原则：按暴力作用相反的方向进行复位和固定。元代危亦林已提出牵引反向复位法。他在《世医得效方·正骨兼金镞科》中介绍："或骨突在内，用手正从骨头拽归外；或骨突向外，须用力拽归内。"复位时患者平卧，屈膝 90°，一助手立于患肢外侧，用肘抱住其大腿，术者握其足跟和足背作顺势拔伸，拔伸时不可用力过猛，以防加重韧带损伤。外翻损伤使踝部内翻，内翻损伤使踝部外翻。纠正内、外翻畸形。如下胫腓关节分离者，可在内、外踝加以对向合挤；对于内踝、外踝骨折，待重叠及后上移位的骨折远端牵下后，术者用拇指由骨折线分别向上、下轻推两踝，以解脱嵌入骨折裂隙内的韧带或骨膜。如后踝骨折合并距骨后脱位，可用一手握胫骨下段向后推，另一手握前足向前提并徐徐将踝关节背伸。利用紧张的关节囊将后踝拉下，使后向脱位的距骨回到正常位置。当踝关节背伸到 90° 时，向前张口的内踝亦大多数随之复位。三踝骨折时，如后踝骨折不超过关节面 1/3 者，可用手法复位。先复好内、外踝的基础上；捆好两侧夹板。整复时，一助手用力夹挤已捆好的两侧夹板，术者一手握胫骨下端向后推，一手握足向前拉，并徐徐背伸，使向后脱位的距骨回到正常位置。若后踝骨折超过胫骨关节面 1/3 以上时，可用袜套悬吊牵引，袜套上达大腿根部，下端超过脚尖 20cm，用绳扎紧下端，上端则用胶布粘好，固定作悬吊滑动牵引。

2. 固定方法

五块夹板进行固定之前，先在内外踝的上方各放一塔形垫，下方各放一梯形垫。其中内、外、后板上自小腿上 1/3，下平足跟，前内侧及前外侧夹板较窄，其长度上起胫骨结节，下至踝关节上。夹板必须塑形，使内翻骨折固定在外翻位，使外翻骨折固定在内翻位。放好夹板后，先捆扎小腿三道绑带，然后捆远端足

宋贵杰诊疗经验集锦

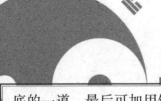

底的一道。最后可加用铝制踝关节活动夹板，将踝关节固定于90°位置4~6周。一周后摄X线片复查看有无骨折再移位。

3. 药物治疗

按骨折三期辨证用药，一般早期瘀血凝聚较重，宜活血化瘀，消肿止痛。用定痛活血汤加木瓜、三七、三棱、莪术、郁金等，或外用消定膏、云南白药等。有红肿现象者，可外敷三黄膏。中期内服接骨丹和正骨紫金丹，外敷消定膏。后期拆除固定后，根据出现不同的证候，辩证调理脏腑气血，补益肝肾气血，外用敦煌活络洗液熏洗患部，每天1~2次。

4. 练功活动

复位固定后，患者应多做踝部背伸及足趾活动。从第2周起，可在保持夹板固定的情况下加大踝关节的主动活动范围，并辅以医生帮助患者做踝部的背伸和跖屈活动。3周后可将外固定打开，按摩踝关节周围的软组织，点按解溪、昆仑、丘墟、太溪等穴，并配合中药熏洗。

典型验案

党某，女，29岁，因右踝部肿痛1h来诊。患者1h前被行驶的摩托车撞伤左踝部，当时左踝部肿痛剧烈，不可站立，急被家人送至我院。拍X线片诊为左侧内踝骨折，合并下胫腓关节轻度分离。查体：患者左踝部肿胀明显，压痛(++)，外观轻度畸形，活动功能丧失。左下肢感觉功能可，足背动脉搏动可。

诊断：左内踝骨折并下胫腓关节轻度分离。

治则治法：手法整复，跟骨牵引，配合定痛活血汤内服。一周后经透视见：下胫腓关节分离及内踝骨折已基本整复，2个月后下地进行功能康复锻炼，半年后随访，左踝部活动功能基本如常。

按语：踝部骨折为关节内骨折，损伤机制复杂且多合并韧带损伤，故在治疗时需贯彻"恢复踝关节面平整、筋骨并重、动静结合"的原则。骨折手法整复后应保持良好的外固定，稳固固定与正确对位一样是踝部骨折成败的关键。本例患者内踝骨折且下胫腓轻度分离，所以，在治疗时，为适应胫骨生理弧度，我们利用"肌平衡原理"进行手法复位，配合跟骨牵引治疗。在打跟骨牵引针时"内低外高"，这样也同时一克服了踝部韧带的牵拉，而使骨折、下胫腓分离自动复位，再配合手法整复，疗效更理想。同时，在固定的同时，早期进行踝关节的功能锻炼，加强了关节的自身磨糙，有利于关节功能的恢复。

宋贵杰诊疗经验集锦

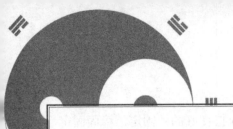

第五章　脱位治验

　　凡构成关节的骨端关节面脱离正常位置，引起关节功能障碍者，称为脱位，也叫脱臼。临床上以活动度大、活动频繁的肩关节脱位发生最多，其次是肘关节和髋关节。唐·蔺道人《仙授理伤续断秘方》　中首次对髋关节脱位进行了描述，将其分为"从档内出"（前脱位）和"从臀上出"（后脱位）两种类型，并利用手牵足蹬法进行复位，提出了"肩胛骨出"（肩关节脱位）的椅背复位方法。

　　本病的病因和发病机制是多种因素综合作用的结果。宋老认为，外界暴力是引起关节脱位的一个重要因素，但关节的动静力失衡及年龄、体质、机体自身的解剖结构及病理因素也是重要的因素。因为关节的稳定和平衡主要依靠骨骼、韧带及肌肉维持。骨骼和韧带维持静力平衡，而肌肉则起动力平衡的作用。当外来暴力超过维持关节稳定因素的生理限度时，构成关节的骨端即可突破其结构的薄弱点而发生脱位。比如髋关节，髋臼较深，周围肌肉、韧带丰厚，肌肉、韧带参与维持关节在运动状态下的稳定性，使关节的活动保持在正常的生理范围之内。当有强大的暴力撞到髋部或者打击等直接作用在局部时，外力突破髋臼与股骨头的连接即可发生骨折。再比如膝、肘关节伸直时，两侧副韧带紧张，以限制非生理性的内收、外展活动。当膝、肘关节受到强大的外力，突破韧带对关节的保护作用时即可发生脱位。相对来说，肩关节更易脱位。因为肩关节因解剖结构本身薄弱，肩关节的肩胛盂小而浅，只包绕肱骨头的 1/3，边缘关节囊薄而松弛，当患者在肩关节外展、外旋和后伸位跌倒时，不论是手掌或肘部着地，地面的反作用力都可向上传导，引起肩关节前脱位。此外，年龄越大，关节软骨弹性越差，关节周围的韧带和关节囊更容易撕裂而脱位。而且，先天性关节发育不良，体质虚弱，关节囊和关节周围韧带松弛，也易发生脱位，如先天性髋关节脱位。病理因素如骨髓炎、骨关节结核等疾病的中、后期，也可并发关节脱位。

根据脱位的方向，一般分为前脱位、后脱位、上脱位、下脱位及中心性脱位；根据脱位的原因，一般分为外伤性脱位、病理性脱位、习惯性脱位和先天性脱位；根据脱位的时间分为新鲜脱位和陈旧性脱位。根据是否有创口与外界相通，分为开放性脱位和闭合性脱位。临床表现为一般特征（疼痛和压痛、肿胀、功能障碍）和特有体征（关节畸形、关节盂空虚、弹性固定）。X 线检查能帮助诊断。

在治疗上，宋老认为，及时恰当的治疗非常关键，应尽可能地恢复受损关节的正常解剖关系及功能，否则易出现脱位的早期并发症（骨折、神经损伤、血管损伤、感染）和晚期并发症（关节僵硬、骨化性肌炎、骨的缺血性坏死、创伤性关节炎）。新鲜脱位需手法整复、夹板固定，中药三期辨证治疗；陈旧性脱位除整复、固定方法之外，可配合骨牵引；如经多次手法复位失败者；须行血管、神经探查者；有骨折片嵌入关节腔内无法解脱者；合并肌腱、韧带断裂，复位后可能产生关节不稳定者；开放性脱位需要手术清创者，应考虑改用手术切开复位治疗。手法整复时根据欲合先离、离而复合、原路返回、杠杆作用及松弛肌肉的原理，医生与助手密切配合，熟悉病变，动作宜缓慢、轻柔、持续地进行复位，避免粗暴、反复的手法复位。固定时应将肢体固定放在功能位，或者关节稳定的位置上，以减少疼痛和出血，使损伤组织迅速修复脱位的固定的器材有夹板、牵引带、胶布、绷带、石膏等。一般脱位应固定 2~3 周，不宜过长，否则易发生组织粘连、关节僵硬，影响疗效。

药物治疗

初期　伤后 1~2 周内，应以活血化瘀为主，佐以行气止痛，内服可选用定痛活血汤（同前），外用药则可选用消定膏。

中期　伤后 2~3 周，应以和营生新、接骨续筋为主。内服可选用壮筋养血汤等，外用药可选用消定膏。

处方：白芍 12g，当归 12g，川芎 12g，川断 12g，红花 9g，生地 12g，牛膝 12g，牡丹皮 12g，杜仲 12g。

后期　受伤 3 周以后，应补养气血、补益肝肾、强壮筋骨。内服可选用成方八珍汤加减等，外治可选用敦煌活络洗液熏洗。

功能锻炼：适当地做保健操及练功可促进血液循环，加快损伤组织的修复，预防肌肉萎缩、骨质疏松及关节僵硬等并发症的发生。练功活动范围由小到大，循序渐进，持之以恒，但又要防止活动过猛，尤其要避免粗暴的被动活动。还可配合低周波、直流电离子导入等物理疗法。

第一节　肩关节脱位

肩关节脱位，亦称肩肱关节脱位，古称"肩胛骨出"或"肩骨脱臼"。肩关节脱位临床最常见，占全身关节脱位的第二位，好发于 20 ~ 50 岁的男性，女性则少见。肩关节由肩胛骨的关节盂与肱骨头构成球凹关节，关节盂小而浅，肱骨头大，呈半球形，面积约为关节盂的 3 倍 ~ 4 倍，加之关节囊及韧带薄弱松弛，不稳定的结构和活动度大，使其易于脱位。肩关节前上方有喙突，后上方有肩峰，两者之间有喙肩韧带，关节囊上部有喙肱韧带和冈上肌腱，后面有冈下肌和小圆肌腱，前面有肩胛下肌，但下部缺少韧带肌腱的加强和支持，故易发生前下方脱位，后脱位则罕见。

病因病机分析：先天性肩盂发育不良或肱骨头发育不良或者中胚叶发育缺陷所致全身性关节囊及韧带松弛症等，更易发生肩关节脱位。另外，较大的直接暴力或者间接暴力也可发生肩关节脱位。直接暴力多因跌倒、车祸或其他原因等所致外力直接作用于肩关节后方，而使肱骨头向前脱位。此外，当肱骨头过度内旋，肩关节前方受到冲击时，亦可造成肱骨头向后冲破关节囊而造成后脱位。间接暴力多由传达暴力或杠杆力引起，临床多见。传达暴力多因患者跌倒，手掌向下撑地，躯干倾斜，上肢外展外旋位，暴力由掌面沿肱骨纵轴向上传达到肱骨头，使肱骨头冲破薄弱的关节囊前壁，向前滑出，造成肩关节前脱位。杠杆作用力多因上肢在过度高举、外旋、外展位时跌倒，或外旋外展位高举上肢，如投篮、投弹、游泳，使肱骨颈冲击肩峰，以肩峰为杠杆支点，使肱骨头向前下部滑脱，而引起喙突下脱位或者盂下脱位。肩关节前脱位患者临床上可出现肩部疼痛、肿胀、"方肩"畸形、患者常以健手扶持患肢前臂、活动受限等症状；后脱位的症状不如前脱位明显，其重要的临床表现为喙突明显突出，肩前部塌陷扁平。X 线检查可明确诊断肱骨头移位的方向与位置，确定脱位的类型。宋老强调，临床治疗时一定要查看有无合并肱骨大结节骨折或者神经、血管损伤。因牵拉易损伤腋神经，出现三角肌瘫痪，肩部前外、后侧的皮肤感觉消失。如牵拉或刺伤肱动脉血管，则患肢前臂及手部发冷，甚至紫绀，桡动脉搏动持续减性弱或消失。

治则治法：对新鲜肩关节脱位，只要手法应用得当，一般都能成功。陈旧性脱位在 1 个月左右者，关节内外若无钙化影，亦可采用手法复位。若手法复位失败及习惯性肩关节脱位者，应考虑手术治疗。

宋贵杰诊疗经验集锦

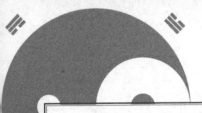

手法整复

肩关节新鲜前脱位：整复时将肱骨头沿原移位的方向返回，即由前内方移向外方。常采用牵引回旋法。其原理是借助杠杆的作用，将脱位之肱骨头回旋到关节盂内。患者坐凳上，肘关节屈曲90°，医生一手持腕关节上部，一手握住患者肘部，徐徐牵引患肢，并逐渐外展和外旋，使脱位的肱骨头自喙突下或者锁骨下离开，至肩胛盂前下缘，然后，内收患肢，即可复位（见图5-1）。或在内收的同时，医生双手拇指向外推挤肱骨头，即可复位。也可采用仰坐位膝顶复位法。患者坐凳上，将患肢外展80°～90°，并以拦腰状绕过医生身后，医生以左手握其腕部，右手掌握住患者左肩峰，右膝屈曲小于90°，膝部顶于患者腋窝，右膝顶，右手推，左手拉，并同时左转身，徐徐用力，然后右膝抵住肱骨头部向上用力一顶，即可复位（见图5-2）。复位后，如方肩畸形消失，肩部外形丰满圆隆，搭肩试验阴性，肩被动可，摄X线片。与唐·蔺道人《仙授理伤续断秘方·医治整理补接次第口诀》所述类似："凡肩胛骨出，相度如何整。用椅当圈住胁，仍以软衣被盛簞，使一人捉定，两人拔伸，却坠下手腕，又着曲着手腕绢片缚之。"

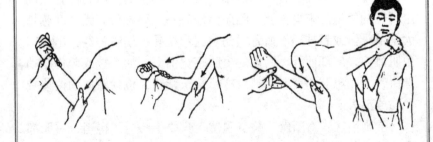

A.外展　B.外旋　C.内收　D.内旋

图5-1　牵引回旋法

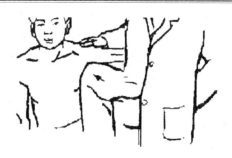

图 5-2 膝顶复位法

1. 固定方法

一般用胸壁绷带固定法，将患侧上臂保持在内收内旋位，肘关节屈曲 90°，用绷带包扎固定于胸壁，前臂用颈腕带或三角巾悬托于胸前。固定时间约 2~3 周（图 5-3）。

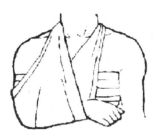

图 5-3 胸壁绷带固定法

肩关节新鲜后脱位：手法复位时患者取坐位，助手站于患者身后，一手压住肩胛骨，一手用拇指向下推压肱骨头，术者两手握住伤肢腕部，沿肱骨纵轴稍前屈持续牵引，同时，外旋上臂，即可复位。用肩人字形石膏固定上臂于外展 40°、后伸 40° 并外旋位。

2. 陈旧性脱位

难以手法整复的，复位前，可先在肩外展位作尺骨鹰嘴牵引

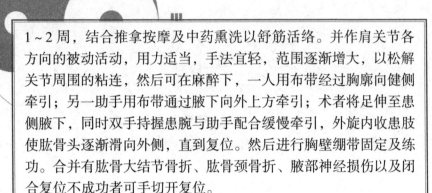

1～2周，结合推拿按摩及中药熏洗以舒筋活络。并作肩关节各方向的被动活动，用力适当，手法宜轻，范围逐渐增大，以松解关节周围的粘连，然后可在麻醉下，一人用布带经过胸廓向健侧牵引；另一助手用布带通过腋下向外上方牵引；术者将足伸至患侧腋下，同时双手持握患腕与助手配合缓慢牵引，外旋内收患肢使肱骨头逐渐滑向外侧，直到复位。然后进行胸壁绷带固定及练功。合并有肱骨大结节骨折、肱骨颈骨折、腋部神经损伤以及闭合复位不成功者可手切开复位。

3. 药物治疗

根据三期辨证治疗，早期定痛活血汤，外敷消定膏。中期，患肩肿痛减轻，宜壮筋养血汤等；后期，正气受损，可内服八珍汤等。

4. 功能锻炼

固定后第二天开始在胸前固定位做指、腕、肘主动练习。每个动作重复 5～6 次，可每天增加 2 次左右，达到20次。1周后，在同上准备姿势下增加指、腕、肘的抗阻练习。第 3 周起，作肩前后、内外的摆动练习及肩前屈、内收、内旋的主动运动。

去除固定后逐渐进行肩外展、后伸和外旋的主动运动，及肩前屈、内收、内旋的抗阻肌力练习。力量宜轻柔和缓，不可过猛。陈旧性肩关节前脱位和后脱位的一般 2 周后解除固定，改为屈肘悬吊，并进行手指、腕关节活动。3 周后解除悬吊固定，练习肩关节各方向活动，如左右开弓、手指爬墙、手拉滑车等，可配合理疗、按摩、中药熏洗和针灸等治疗，防止肩关节软组织挛缩与粘连，按摩推拿动作宜轻柔禁暴力，否则易引起骨化性肌炎发生。一般 2～3 个月后肩关节可恢复或接近正常功能。

典型验案

谭某，男，30 岁，干部，2h 前因骑摩托车摔伤致肩部疼痛、活动受限来诊，患者右手托扶左臂步入诊室。查体：患肩呈方肩畸形，肩峰下空虚，肩前可触及肱骨头，局部压痛明显，肩关节呈弹性固定，肩关节各向功能障碍，杜加氏征阳性。局部皮温可，感觉可。X线片示：左肩关节前脱位。

诊断：左肩关节前脱位

治则治法：用前述牵引回旋法手法整复，胸壁绷带固定。整复后患者立即感觉症状、体征消失，肩关节功能恢复。一周后复查X光片，显示肩关节脱位已复位。

按语：肩关节脱位的复位不能用暴力整复。否则易合并神经血管的损伤，尤其是对肩关节周围的韧带、肌腱、关节囊更容易造成损伤，继发肩周炎，甚者造成创伤性关节炎等疾病。关节脱泣的复位应顺乎关节的自然。医生应引势利导，顺势牵引，给脱位的关节造成良好的复位条件，使其能自然滑还关节盂处。本法恰恰就创造了这样的条件，先牵引，再外展外旋，再内收，顺势用双手拇指向外推挤肱骨头，即可复位成功。关节节脱位的复位靠关节周围的韧带、肌腱本身的牵张力。当复位牵拉时，没断的关节韧带、肌腱均被拉长，使关节被固定在畸形位置上呈弹性固定。在医生用双手向外推挤肱骨头时，使痉挛的得到松缓的间断刺激，产生舒缓不一的张力，在肌肉、肌腱牵张力的作用下，使脱位的肱骨头滑至关节盂而复位。

第二节　肘关节脱位

肘关节脱位是肘部最常见的损伤，多发生于青少年，儿童和老年人少见。多为间接暴力所致。按脱位的方向，可分为前脱位，后脱位两种，以后脱位较常见，前脱位少见。肘关节是由肱桡关节，肱尺关节和上尺桡关节所组成的。这3个关节共同包在一个关节囊内构成肘关节的肱骨下端呈前后扁薄、内外宽厚，其两侧的纤维层则增厚而形成桡侧副韧带和尺侧副韧带，关节囊的

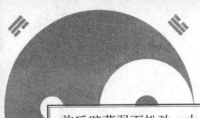

前后壁薄弱而松弛。由于尺骨冠状突较鹰嘴突低，所以对抗尺骨向后移位的能力较对抗前移位的能力差，常易导致肘关节向后脱位。脱位后肘部的三点骨突标志（肱骨内、外上髁及尺骨鹰嘴）发生改变，检查时发现肘后突畸形，肘后空虚感、可扪到凹陷。

病因病机分析：直接暴力和间接暴力均可造成肘关节脱位。但一般多因间接暴力引起。如果患者跌倒时，肘关节处于伸直位，手掌撑地，外力沿前臂传导到肘部，由于肱骨滑车关节面是向外侧倾斜，且在手掌撑地时前臂多处于旋后位，所传导的外力使肘关节过度后伸，以致鹰嘴尖端急骤撞击肱骨下端的鹰嘴窝，在肱尺关节处形成杠杆作用，使止于喙突上的肱前肌及肘关节囊的前壁被撕裂，肱骨下端前移位，尺骨半月切迹和桡骨小头同时滑向肘后方形成肘关节后脱位。同时，暴力可沿尺侧或桡侧向上传达，出现肘内翻或肘外翻，有时还会合并肱骨内上髁或外上髁的撕脱骨折。肘关节前脱位极少见，是因肘关节屈曲位跌仆，肘尖着地，暴力由后向前，先发生尺骨鹰嘴骨折，暴力继续作用，可将尺桡骨上部推移至肱骨下端的前方，成为肘关节前脱位。有时合并鹰嘴骨折。脱位后活动功能障碍乃为脱位时肘窝部和肱三头肌腱被剥离，骨膜、韧带、关节囊被撕裂，以致在肘窝形成血肿，血肿骨化，影响复位后肘关节的活动功能。宋老强调，严重移位的肘关节脱位，还可能损伤血管、神经，临床治疗时应予以重视。肘关节脱位后，表现为局部疼痛、肿胀、畸形以及活动功能障碍等。宋老强调，复位手法应根据不同类型的受伤机制而异，临床应灵活应用。正如清·吴谦《医宗金鉴·正骨心法要旨》："肘骨者，胳膊中节上、下支骨交接处也，俗名鹅鼻骨。若跌伤其肘尖向上突出，疼痛不止，汗出战栗，用手法翻其臂骨，拖肘骨令其合缝，其斜弯之筋，以手推摩，令其平复，虽即时能垂能举，仍当以养息为妙。"

治则治法：新鲜的肘关节脱位应以手法整复为主，宜及早复位及固定。并发骨折者，应先整复脱位，然后处理骨折。陈旧性脱位，应力争手法复位，若复位失败，可根据实际情况考虑手术治疗。合并血管神经损伤者早期应密切观察，必要时行手术探查。复位固定3周后去除外固定作功能锻炼。

1. 手法整复及固定

肘关节后脱位，采用拔伸屈肘法复位。令患者正坐凳上，助手持握患肢上臂下端，医生一手持握患腕，相对牵引，另一手拇指向下按压肱骨远端，余四指扣住患肘鹰嘴，在牵引同时，逐渐屈曲肘关节90°～135°，即可复位（图5-4）。复位后用小夹板或长臂石膏托，或不用夹缚，三角巾悬吊前臂在功能位制动2～3周后，拆除固定，进行康复锻炼。

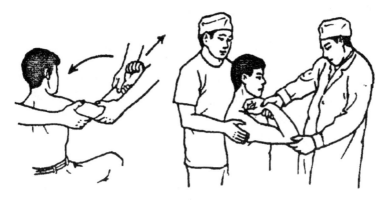

图5-4　拔伸屈肘复位法

前脱位整复法：医生一手握住患者肘部，另一手握住腕部，稍加牵引，保持患肢前臂旋内，同时在前臂上段向后加压，听到复位的响声，即为复位。再将肘关节被动活动2～3次，无障碍时，将肘关节屈曲135°，用小夹板或石膏固定3周。如合并有鹰嘴骨折，复位时前臂不需牵引，只需将尺桡骨上段向后加压，即可复位。然后用小夹板或石膏托固定4周。对于伴有尺、桡侧

宋贵杰诊疗经验集锦

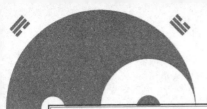

移位者，整复时医生双手握住肘关节，以双手拇指和其他手指使肱骨下端和尺桡骨近端向对方向移动即可使其复位。然后伸肘位固定 3 周后进行功能锻炼。

对于陈旧性肘关节脱位，复位前可行尺骨鹰嘴骨牵引，重量 6～8kg，时间约 1 周。配合肘部、上臂推拿按摩使粘连、挛缩得以松解。然后再手法复位。复位时上臂和腕部分别由两名助手握持，作缓慢对抗牵引，医生两手拇指顶压尺骨鹰嘴突，余手指环握肱骨下端，肘关节稍过伸，当尺骨鹰嘴和桡骨头牵引至肱骨滑车和外踝下时，缓缓屈曲肘关节，若能屈肘 90°以上，即为复位成功。此时肘后三角关系恢复正常。然后用石膏托或绷带固定 2 周，去除固定后，改用三角巾悬吊 1 周。对于陈旧性肘关节脱位手法复位不成功者，可行手术治疗。

3. 药物治疗

早期多为瘀血阻络，治以活血祛瘀、消肿止痛，活血定痛汤加减。中期为气血留滞，治以行气活血，壮筋养血，宜壮筋养血汤。后期为气血肝肾不足，治以补益气血肝肾，八珍汤加减。外敷消定膏，每隔 2 日换药一次，肿胀消退后改用敦煌活络洗液外洗药方，至功能恢复。

4. 功能锻炼

固定期间，可作肩、腕及掌指关节的活动；去除固定后，积极进行肘关节的主动屈伸活动，以屈肘为主。动作缓慢、柔和、幅度逐渐扩大。逐渐进行肘关节内旋和外旋的主动牵伸、被动牵引练习，配合超声波治疗等。

典型验案

患者强某，男，20 岁，战士。1 小时前晚上熄灯就寝后不慎从无护栏的上铺床坠地而致伤。当即感右肘关节疼痛剧烈、肿胀，右手及前臂麻木，不能活动。急送医院诊治。查体:右肘关节肿胀，呈弹性固定约 135°。半屈曲位，肘后上部凹陷空虚，失去正常肘后三角关系，压痛广泛，活动不能。X线片显示：右肘关节后脱位，无骨折。

诊断：右肘关节后脱位。

治则治法：拔伸屈肘法手法复位，夹板固定，三角巾悬吊，定痛活血汤内服，固定期间作肌肉收缩及肩、腕、手关节活动等功能锻炼。

两周后，解除固定后，配合低周波理疗，逐渐进行肘关节主动活动，一月后肘关节功能基本恢复正常。

按语：此案例为典型的间接暴力致伤的肘关节后脱位。该战士主要是睡眠翻身时不慎坠床，左手掌先着地，肘过伸，地面的反作用力传至肘部而致肘关节后脱位。脱位后正确固定，加强肩、腕、手关节活动等练功。以恢复关节囊和韧带功能的功能。

第三节　髋关节脱位

髋关节脱位是指股骨头与髋臼间的关节面构成关系发生分离。中医学又称为"胯骨出""大腿根出臼"等。髋关节脱位约占全身各关节脱位的 5％，占全身大关节脱位的第 3 位，仅次于肩、肘关节脱位。髋关节由髋臼和股骨头组成。髋臼位于髋骨外侧中部，朝向前外下方。髋臼下缘之缺口，由位于髋臼切迹之间的横韧带弥补，使之成为完整的球窝。髋臼及横韧带四周镶以一圈关节盂缘软骨，借以增加髋臼深度。髋臼容纳股骨头的 2／3，关节囊及周围韧带、肌肉对髋关节的稳定亦起重要作用。髋关节关节囊坚韧，由浅层的纵行纤维及深层的横行纤维构成。关节囊的前后均有韧带加强，这些韧带与关节囊的纤维层紧密交错，以致不能互相分离。由于髋关节是人体最大最坚强的一个关节，非强大暴力一般不易发生脱位，且其多见于青壮年男性，多为高能量损伤如车祸、塌方、高处坠落等所致。复位越早治疗效

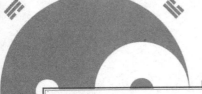

果越好，如脱位时间过长，可能会增加股骨头缺血性坏死和创伤性关节炎的发生。脱位后局部疼痛、肿胀、畸形等。根据脱位的方向可分为前脱位、后脱位及中心性脱位；根据脱位后至整复时间的长短，可分为新鲜及陈旧脱位。

病因病机分析：直接暴力和间接暴力均可造成髋关节脱位，以间接暴力多见。后脱位多因间接暴力所致。当屈髋90°时，过度内旋内收股骨干，使股骨颈前缘紧抵髋臼前缘支点。此时，股骨头位于较薄弱的关节囊后下方，当受到来自前方的暴力时，可使股骨头冲破关节囊而脱出髋臼，发生后脱位。前脱位多因髋关节受外力强度外展、外旋时，大转子顶部与髋臼上缘接触，股骨头因受杠杆作用而被顶出髋臼，突破关节囊的前下方，形成前脱位。中心性脱位多因暴力从外侧作用于大转子外侧，暴力传递到股骨头而冲击髋臼底部，引起臼底骨折。当暴力继续作用，股骨头可连同髋臼的骨折块一同向盆腔内移位，成为中心性脱位。

中医认为，髋关节脱位多因骨错筋伤，气滞血瘀所致。早期，由于髋关节错筋损伤，筋膜断裂，脉络受损，血溢离经，气机凝滞，瘀积不散，经络受阻，故髋关节部疼痛、肿胀、关节活动受限；瘀血泛溢肌肤，则见局部皮肤瘀紫；中期，骨位虽正，但筋络尚未修复，瘀血内滞未尽去，故肿痛减轻，瘀斑渐散；后期，瘀血已尽，肿痛消退，虽筋络已续，但尚未坚固，筋脉尚未坚强，故关节活动不利，患肢无力。髋关节后脱位，患者髋呈屈曲、内收、内旋、短缩畸形；伤侧膝关节屈曲并靠于健侧大腿中1/3处，即"粘膝征"阳性，患侧臀部隆起，股骨大转子上移凸出。前脱位时，患髋外展、外旋、轻度屈曲，患侧较健肢增长畸形；患侧膝部不能靠于健侧下肢上，"粘膝征"阴性；患侧大转子区平坦或凹陷。

中心型脱位　移位不多者无特殊体位畸形；移位明显者可出现患肢短缩畸形。X线检查可帮助诊断髋关节脱位。如怀疑合并髋臼骨折，可做核磁检查。宋老认为，检查时一定要注意有无合并髋臼骨折、坐骨神经损伤、动静脉损伤、内脏损伤等。

治则治法：新鲜脱位，一般以手法复位为主；陈旧性脱位，尽可能地手法复位，若困难大，可考虑切开复位；脱位合并臼缘骨折，一般随脱位的整复，骨折亦随之复位。对难复性髋关节脱位或脱位并髋臼、骨折，应及早手术切开复位内固定。

1. 手法整复

髋关节后脱位：回旋法整复。患者仰卧，助手固定骨盆，术者一手握住患肢踝部，另一手以肘窝提拉其腘窝部，在向上提拉基础上，将患髋依次做内收—内旋—极度屈曲，然后外展—外旋并伸直，复位过程中若感到或听到弹响，患肢伸直后畸形消失，即已复位（图5-5）。或者用屈髋拔伸法：患者仰卧位，助手固定骨盆，使患肢屈髋屈膝，术者面向病人弯腰站立，跨骑于患肢上，用双前臂、肘窝扣在患肢腘窝部，沿股骨轴线方向提拉并外旋患肢，使股骨头滑入髋臼（图5-6）。此法与清·胡廷光《伤科汇纂》所说相似。书曰："如左足出臼，令患人仰卧于地，医人对卧于患人之后两手将患脚拿住，以右足伸牮患人胯下臀上，两手将脚拽来，用足牮去，身子住后卧倒，手足身子并齐用力，则入窠臼矣。"

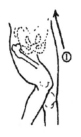 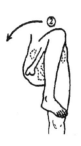 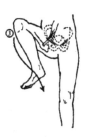 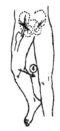

| 屈髋 | 内收内旋 | 外旋外展 | 伸髋 |

图5-5 回旋复位法

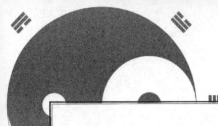

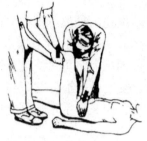

图 5-6　屈髋拔伸法

　　髋关节前脱位用反回旋法。操作方法与后脱位相反，先将髋关节外展、外旋，极度屈曲，然后内收—内旋—伸直患肢（见图5-7）。

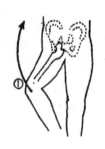
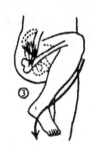
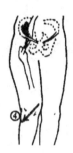

①外展外旋　　②屈髋屈膝　　③内收内旋　　④伸髋

图 5-7

　　中心型脱位：拔伸扳拉法：对轻度移位者可用此法进行复位。患者仰卧位，一助手固定骨盆，另一助手握患肢踝部，使足中立，髋外展约30°，在此位置下拔伸旋转；术者以双手交叉抱住股骨上端向外扳拉，至大转子处重新高起表明股骨头已从骨盆内拔出，然后行胫骨结节骨牵引，维持6～8周，重量为6～

10kg。

2. 固定

髋关节后脱位：维持髋关节轻度外展皮肤牵引 3～4 周。合并髋臼后缘骨折者，采用胫骨结节或股骨髁上牵引，牵引重量 6～12kg，定期复查 X 线片，调整骨牵引重量，复位后应维持骨牵引 8～12 周。髋关节前脱位：维持髋关节内旋、内收、伸直位皮肤牵引 3～4 周，避免外展、外旋活动。髋关节中心型脱位：中立位牵引 6～8 周，待髋臼骨折愈合后方能拆除牵引。

3. 药物治疗

损伤早期，以活血化瘀、消肿止痛为主。患处肿胀、疼痛较甚，外敷消定膏；腹胀、大便秘结、口干舌燥苔黄者，宜加桃仁承气汤。中期理气活血养血，以壮筋养血汤加牛膝、五加皮等。后期补气血、养肝肾、壮筋骨、利关节，方选八珍汤合六味地黄丸。

4. 练功活动

早期，整复后即可在牵引制动下，行股四头肌及踝关节锻炼。解除固定后，逐渐在床上作屈髋、屈膝及内收、外展及内、外旋锻炼。以后逐步作扶拐不负重锻炼。3 个月后，作 X 线摄片检查，见股骨头血供良好，方能下地作下蹲、行走等负重锻炼。中心性脱位，关节面因有破坏，床上练习可适当提早，而负重锻炼则应相对推迟，以减少创伤性关节炎及股骨头缺血性坏死的发生。

典型验案

常某，男，31 岁，体形较胖。从 2 米高处跌落，致右髋疼痛、畸形，下肢活动障碍 1 小时来诊。查体:右下肢短缩，屈髋、屈膝畸形，髋周围肌肉紧张，压痛明显，右臀部可及骨性包块。查体时疼痛剧烈。右下肢感觉功能可。X 线片示:右股骨头脱出位于髋臼后方。

诊断：①右髋关节后脱位。

治则治法：回旋法手法整复配合胫骨结牵引及活血定痛汤内

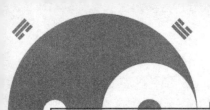

服及功能锻炼。随访 2 年，右髋功能正常，未见股骨头坏死。

　　按语：髋关节后脱位诊断并不困难，根据其临床症状、体征及 X 线片可明确诊断。本例根据后脱位的典型症状、体征，右下肢短缩，屈髋、屈膝畸形，髋周围肌肉紧张，压痛明显，右臀部可及骨性包块，可诊断为髋关节后脱位。患者下肢感觉功能正常，说明没有合并神经损伤。X 线片也排除了骨折。因此，治疗上主要按后脱位进行回旋手法整复，因患者体形较胖，用皮牵引恐力量不足，故用胫骨结节骨牵引治疗。配合中药及练功，患者临床疗效显著。

参考文献

[1]冷向阳. 骨伤科学基础. 北京：人民卫生出版社，2013，24

[2]周凌云. 中药熏洗疗法治疗老年性骨关节炎[J]. 湖北中医杂志，2006，28（1）：38~39

[3]傅其涛. 中草药膏药外敷治疗膝关节骨质增生的临床研究[J]. 中国老年学杂志，1996，16(2)：76~78

[4]王君鳌，陈文治. 传统医学对椎动脉型颈椎病的认识和治疗[J].中医正骨，200416（11）：49~50

[5]姜劲挺，张伦广，安文博，宋贵杰. 手法配合仙鹤决明汤治疗椎动脉型颈椎病60例

[6]孙宇，陈琪富. 第二届颈椎病专题座谈会纪要[J]. 中华外科杂志. 1993，31(8)：172~176

[7]王新军，耿直.从脊柱生物力学角度探讨应用颈椎调整手法的利与弊.中华中医药杂志，2008，697~699

[8]张喜林，沈国权，房敏等.“短杠杆微调手法”治疗颈椎间盘突出症的临床观察.上海中医药杂志，2006，100：31~35

[9]赫清雪，工爱武，工楠楠等. 痹病常用中成药的现代研究及合理应用 Cil. 脊品与药品，2011，13（4）：293~296

[10]郭世绂. 临床解剖学[M]. 天津：天津科技出版社，1998，66

[11]路世勇，李光磊，李福东.人工膝关节置换术后深静脉血预防及治疗[J]. 中国矫形外科杂志，2008，16(7)：553~554

[12]White A, PanjabiM. Biomechanical considerations in the smgical management of cervical spondylotic myelopachy[J].Spine

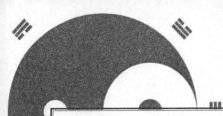

198，13：856~860

[13]李振宇，王丹芬，张乾军.手法治疗腰椎小关节综合征的机理分析[J].中国中医骨伤科杂志，1995，3（5）：21~24

[14]宋贵杰，李振宁，王丹芬．手法治疗腰椎间盘突出症的机理分析[J].中国中医骨伤科学，1993.1（1）：26~29

[15]李具宝，张晓刚，宋敏等．宋贵杰教授治疗腰椎间盘突出症"三步三位九法"手法举要[J]．甘肃中医学院学报，2007.24（6）：1~3

[16] Hult L Cervial dorsal and lumbar spine ayndrames A cta Orthop Scand(Suppl) 1954，1Z：35

[17] Lestini W F. The pathogenesis of cervical spondylo-sis C lin Orthop 1989，239：469

[18]赵定麟．颈椎伤病学．上海科技教育出版社，1994．203

[19]宋贵杰，宋敏，宋向阳．髌骨软骨病的证治探讨．中国中医骨伤科杂志，1990，6(2)：37~38

[20]周尊谦，谢林，孙达武．丹紫康膝冲剂治疗膝关节退行性骨关节病临床研究．中国骨伤，1999，12（2）：49

[21]姜劲挺，安文博，金成强，宋贵杰.中医内外兼治法治疗胆囊摘除术后跟痛症 31 例．中医研究，2011，24(10)：50~52

[22]宋鹏程．接骨疗伤除病痛·教书育人好园丁——宋贵杰教授传略及学术思想．甘肃中医，1996，9(4)：6~9

[23]杜斌，闵正．中医药辨证治疗骨质疏松症的临床研究[J]．中国中医骨伤科杂志，2004，12(1)：55~56

[24]徐克武．宋贵杰教授治疗痛风性关节炎的经验．中医正骨，2006，18(7)：70

[25]李涛，刘汉菊，宋扬．MRI 对急性骨髓炎感染患者诊断价值分析[J]．中华医院感染学杂志，2013，23(18)：4431~4433

[26]曹林忠. 脱管散体外抑菌实验观察[J].甘肃中医，2008；21 (11)：79

[27]曹林忠，张晓刚，苏安平. 脱管散对创伤修复影响的实验研究[J].中国中医骨伤科杂志，2007；15(11):37~39

[28]张晓刚，曹林忠，苏安平. 脱管散促进创伤修复过程中相关生长因子表达的实验研究[J]. 中华中医药学刊，2007；25(11): 2315~2318

[29]Knighton DR, Arch Surg, 1990, 125(1), 97~99

[30]王坤. 急慢性骨髓炎的持续负压吸引引流治疗分析[J]. 中外医学研究杂志，2012，10 (17)：62~63

[31]诸利刚，李颖，成震宇等. 中药内服和外敷治疗急性骨髓炎 66 例疗效观察[J].中国中医药科技. 2013，20 (2)：195

[32]宋贵杰，徐克武，宋鹏程. 蟹墨膏外敷和中药内服治疗膝关节滑膜结核. 甘肃中医学院学报. 1997，14(3)：43~44

[33]Dickson J R, Lawton JO, Archer 1A, et al.The pathogenesis of the idiopathic scoliosis:biplanar spinal asymmetry [J]. J Bone Joint Surg(Br) 1984, 66：8~15

[34]Weinstein SL. Natural history [J]. Spine, 1999, 24：2592~2600

[35]Paraspinal muscle activities of patients with scoliosis after spinal fusion:electromyographic study [J]. Spine, 2002，27(11)：1180~1185

[36]许轶，工楚怀，赖建洋等. 青少年特发性脊柱侧弯症患者凸凹侧椎旁肌平均肌电比值与 Cobb 角度相关度的分析研究[J]. 中国康复医学杂志. 2007，22 (12)：1078~1080

[37]李振宇，王丹芬，赵贤兰，宋贵杰. 手法治疗轻度特发性脊柱侧凸畸形机理分析. 中医正骨. 1995，7 (2)：8~9

宋贵杰诊疗经验集锦

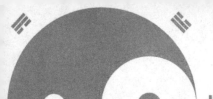

[38]唐·蔺道人. 仙授理伤续断秘方. 北京：人民卫生出版社，1957，6

[39]清·胡廷光伤科汇纂. 北京：人民卫生出版，1962，10，37，38，120~124、128~130